◆ 不思議な「心」のメカニズムが一目でわかる ◆

大人のアスペルガー症候群

監修
佐々木正美　川崎医療福祉大学特任教授
梅永雄二　宇都宮大学教育学部教授

kokoro library
こころライブラリー イラスト版

講談社

まえがき

近年、いくつかの少年事件で加害者がアスペルガー症候群《しょうこうぐん》だと報道されてきました。報道は誤報ではなくても、アスペルガー症候群の人が犯罪を起こしやすいという、たいへん不幸な誤解や印象を流布しています。

彼らは本来、正直で表裏のない性格をしています。理解できる規律は守ります。校則違反や万引きなどの問題もめったに起こさず、犯罪とは反対の極《きょく》にいる人々です。それがなかなか正しく理解されません。

アスペルガー症候群は、発達障害の一種です。発達の遅れではなく、得意・不得意が不均衡に入り交じっています。視覚的なこと、具体的で規則的なことに対しては高い機能を発揮しますが、コミュニケーション能力や社会性、想像力を発揮するのは苦手です。

そのかたよりが幼少期から目立つ人もいますが、大人になってから社会で不適応を起こし、はじめて気づかれる人もいます。問題があっても、ほかに優れた面があるため、発達障害を理解されにくいのです。そして周囲は対応にひどい遅れを生じてしまいます。

二〇〇七年の夏に、私は二〇人の仲間とノースカロライナを訪問して、ＴＥＡＣＣＨ《ティーチ》プログラムの新たな見聞をしました。当地には不登校やひきこもり、非行、犯罪に陥るアスペルガー症候群の人がいないことを学びました。正しい理解と支援の大切さを、あらためて鮮烈に教えられたのです。

アスペルガー症候群の人は、早期に理解され、適切な支援を受ければ、問題を引き起こすどころか、持ち前の優れた能力を発揮しながら成長します。この小冊子がそのためにひと役かうことができれば、大きな喜びです。

本書の編集には、宇都宮大学の梅永雄二教授に大きな協力をいただきました。アスペルガー症候群の人の就労支援などに実績を残してきた専門家です。感謝申し上げております。

川崎医療福祉大学特任教授
佐々木正美

大人のアスペルガー症候群　もくじ

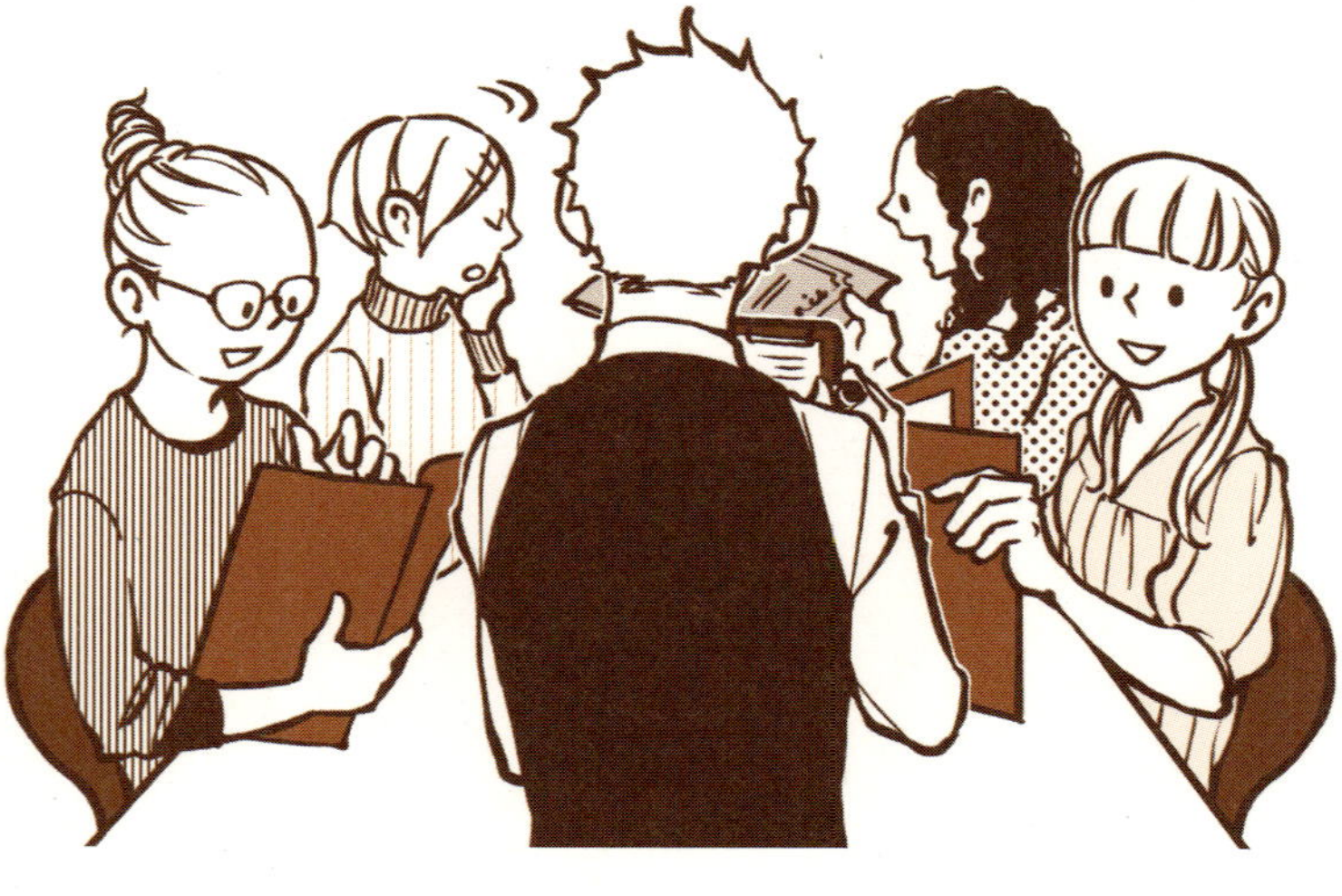

3 職場に定着できない 無力感

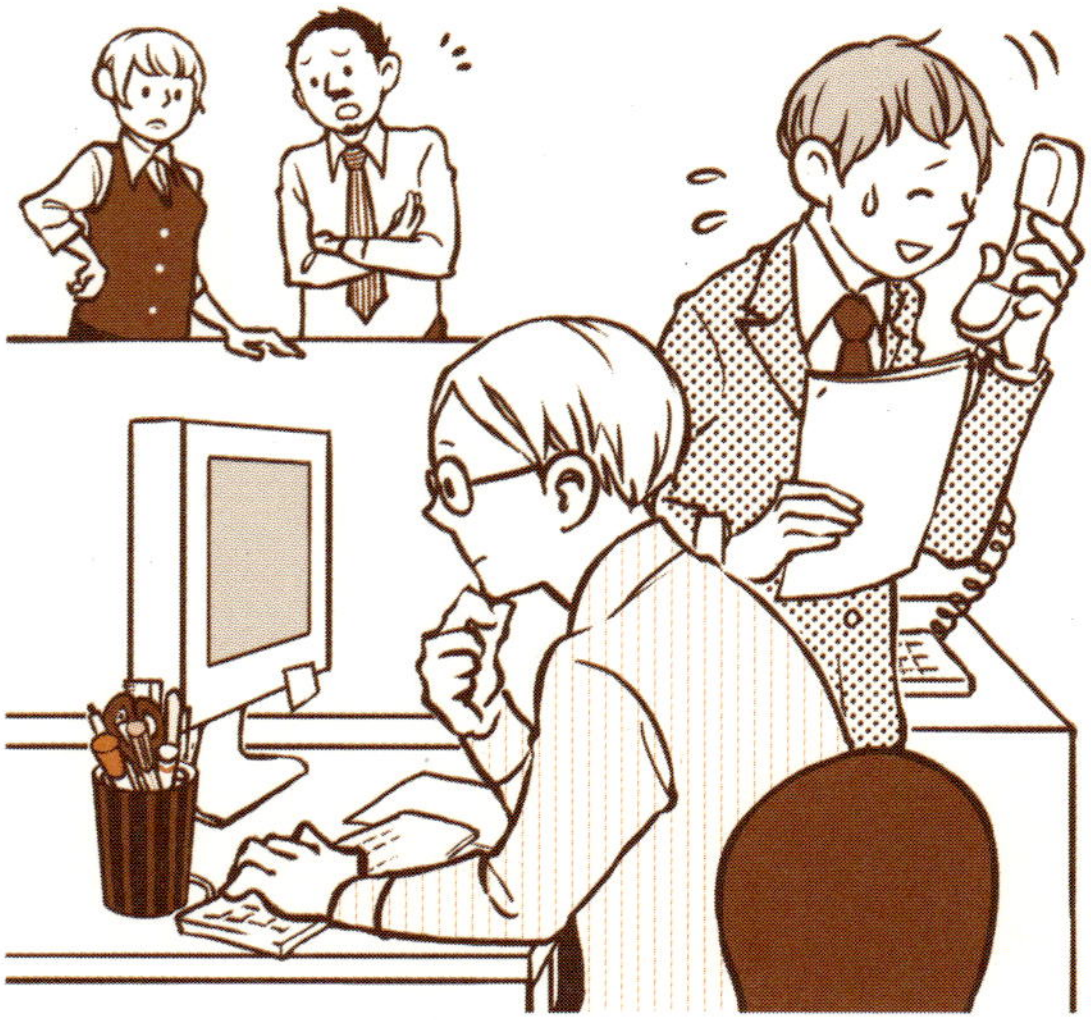

友達ができない、仕事ができない
——その原因がアスペルガー症候群？

なにをやってもうまくいかない

私は30歳の男性です。大学を出てから数年間、会社員として勤めてきました。学生時代はそれなりに勉強もでき、少しは友達もいたのですが、社会に出てからは失敗続き。仕事も人間関係もうまくいかず、職場を転々とする日々です。将来が不安でたまりません。

1

自分は人よりも要領が悪いのか、仕事がなかなか身につきません。がんばっているつもりですが、努力も反省もたりないと叱られます。

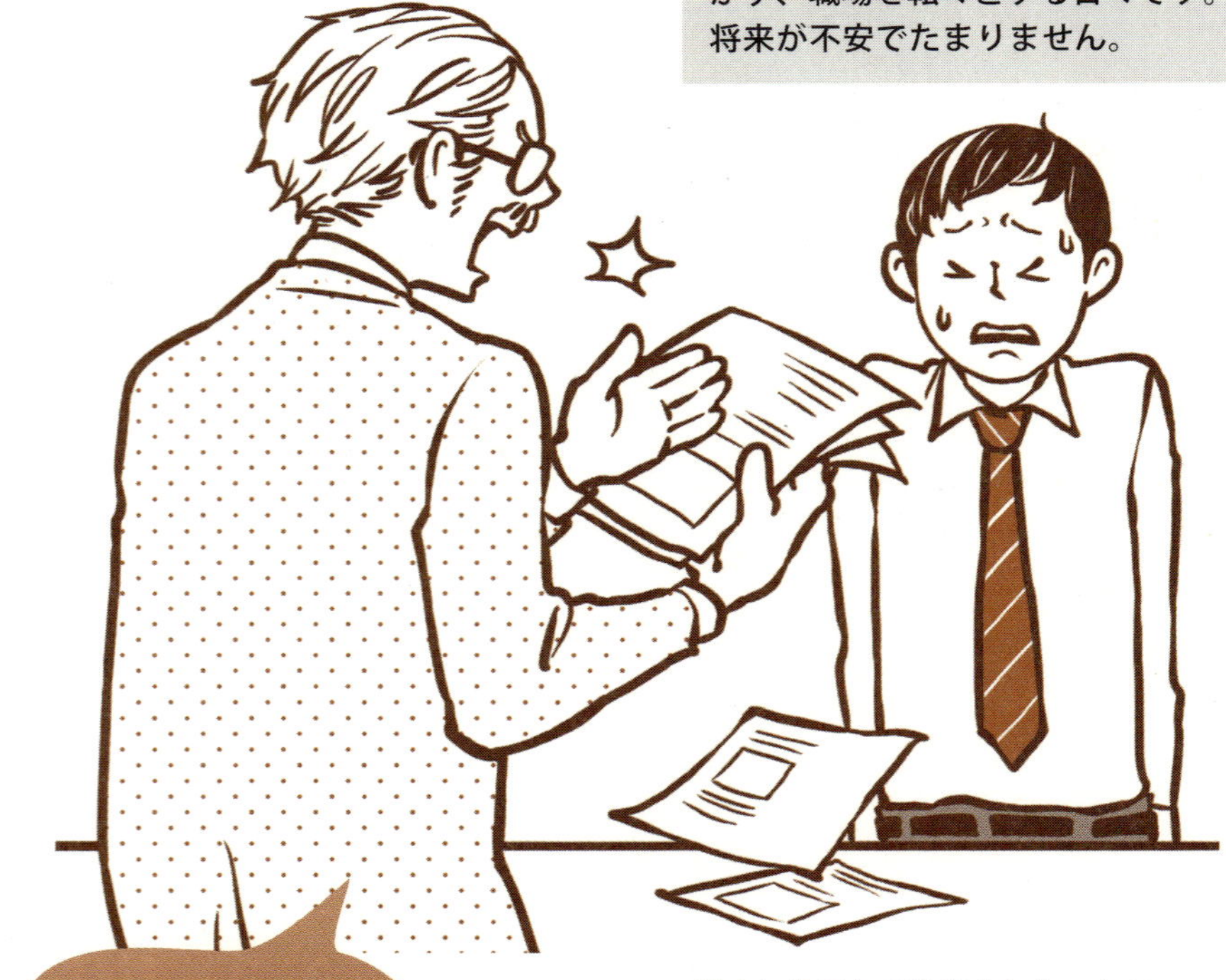
何度言えば覚えるんだ！少しは反省したらどうだ？

過去にミスして注意されたことを、また失敗してしまい、上司を怒らせる

2

同じ失敗を繰り返しているうちに、同僚との関係が険悪に。職場にいづらくなり、自ら退職を申し出ました。次の仕事を探さなくては……。

3

なぜ自分だけきちんと働けないのか、その原因がわかりません。自分は能力のない、ダメ人間なのでしょうか。絶望的な気持ちになります。

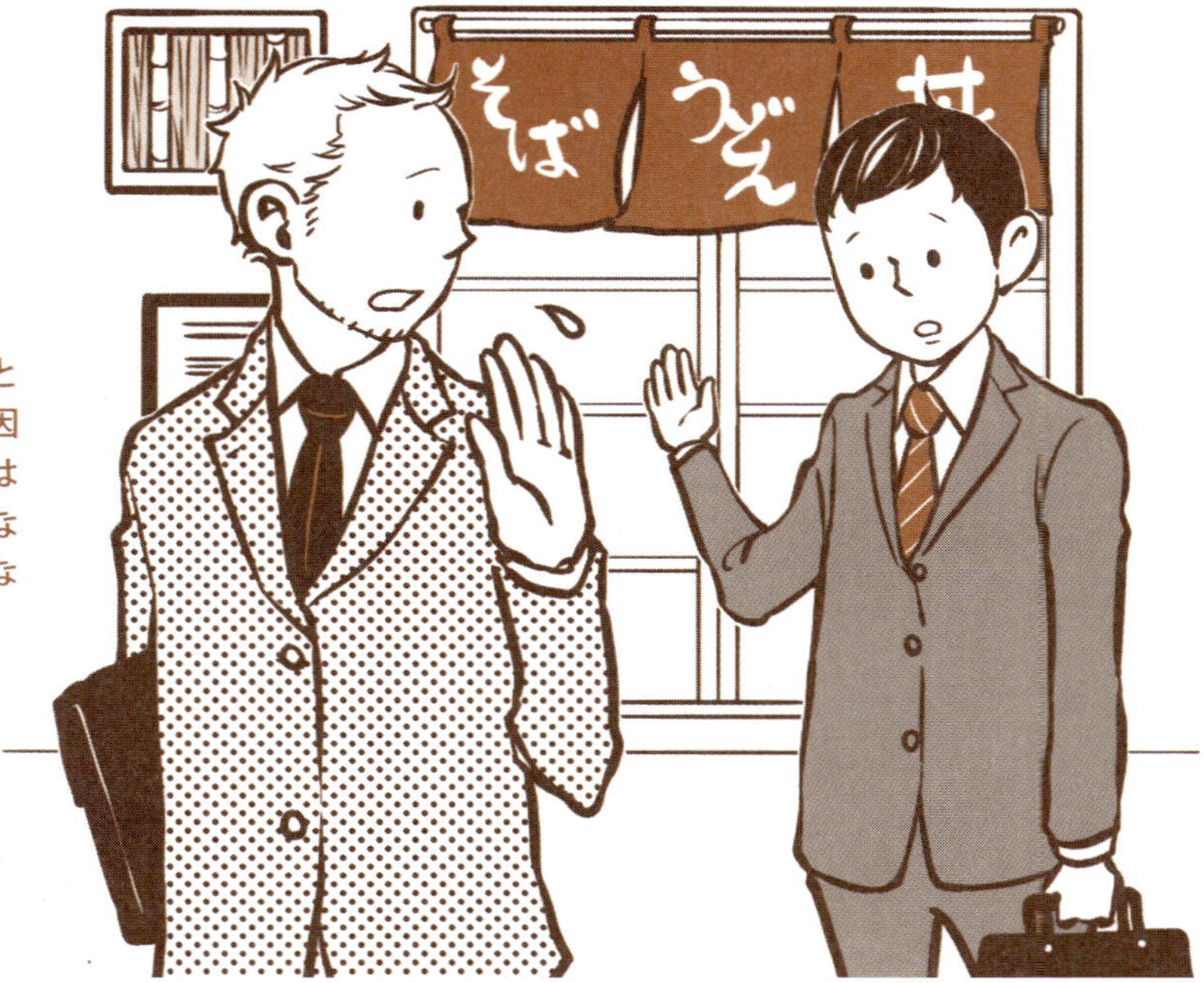

新しい職場で知りあった
人を食事に誘ってみたが、
あっさりと断られた

4

誰かにこの思いを聞いてほしいのですが、声をかける相手がいません。もともと友達が少なく、仕事で知りあった人とも、いまひとつ親しくなれません。

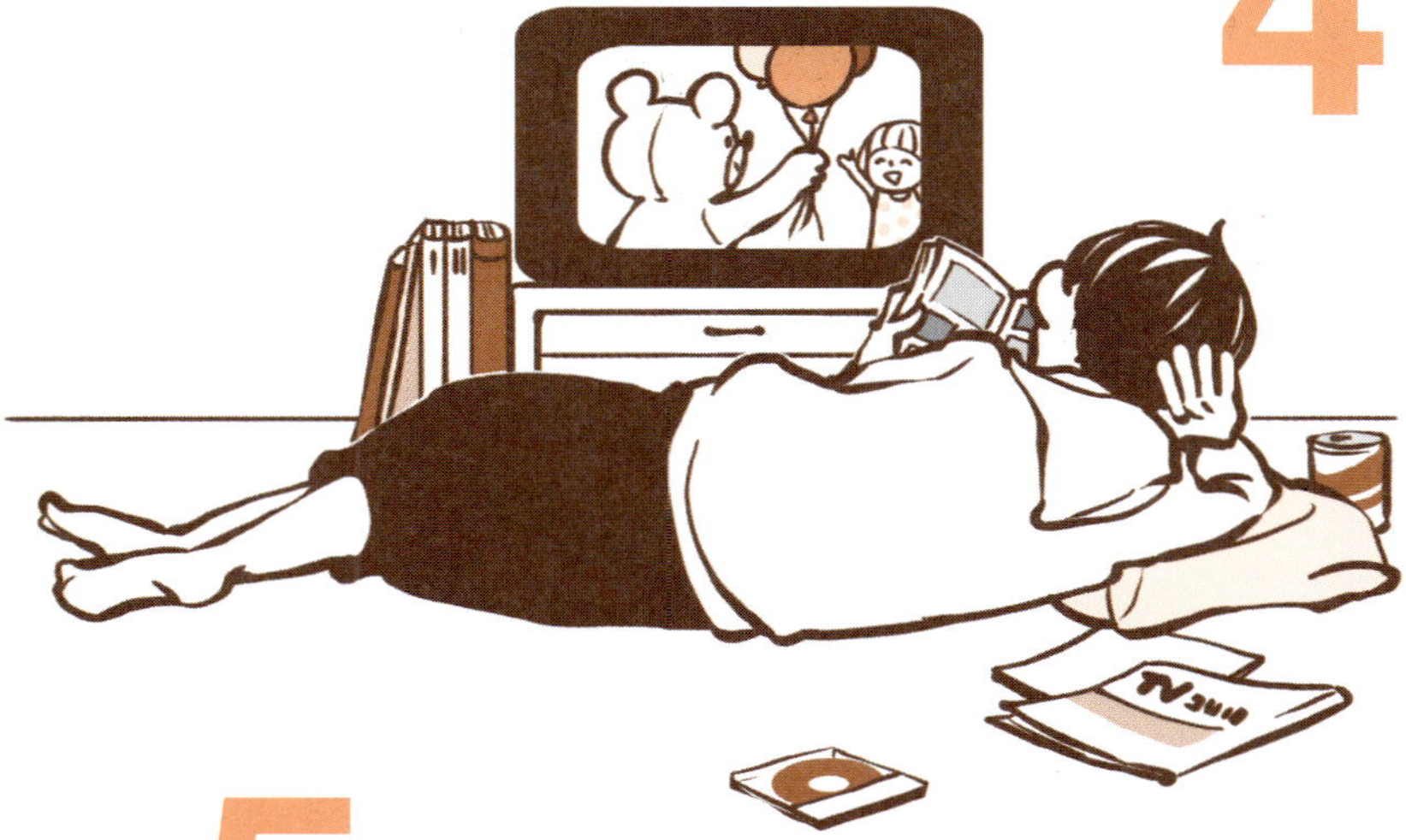

5

結局また退職してしまい、ひきこもりのような状態に。気分もすっかりふさいで、なにをする気も起きません。日がな一日、寝転がっています。

仕事もできない、
友達もできない、
彼女もいない。
人生に希望がもてない

6

うつ病にかかったのかと思いいたり、病院の精神科へ。自分のこれまでの苦難の人生を話し出すと、医師から意外な言葉が……。

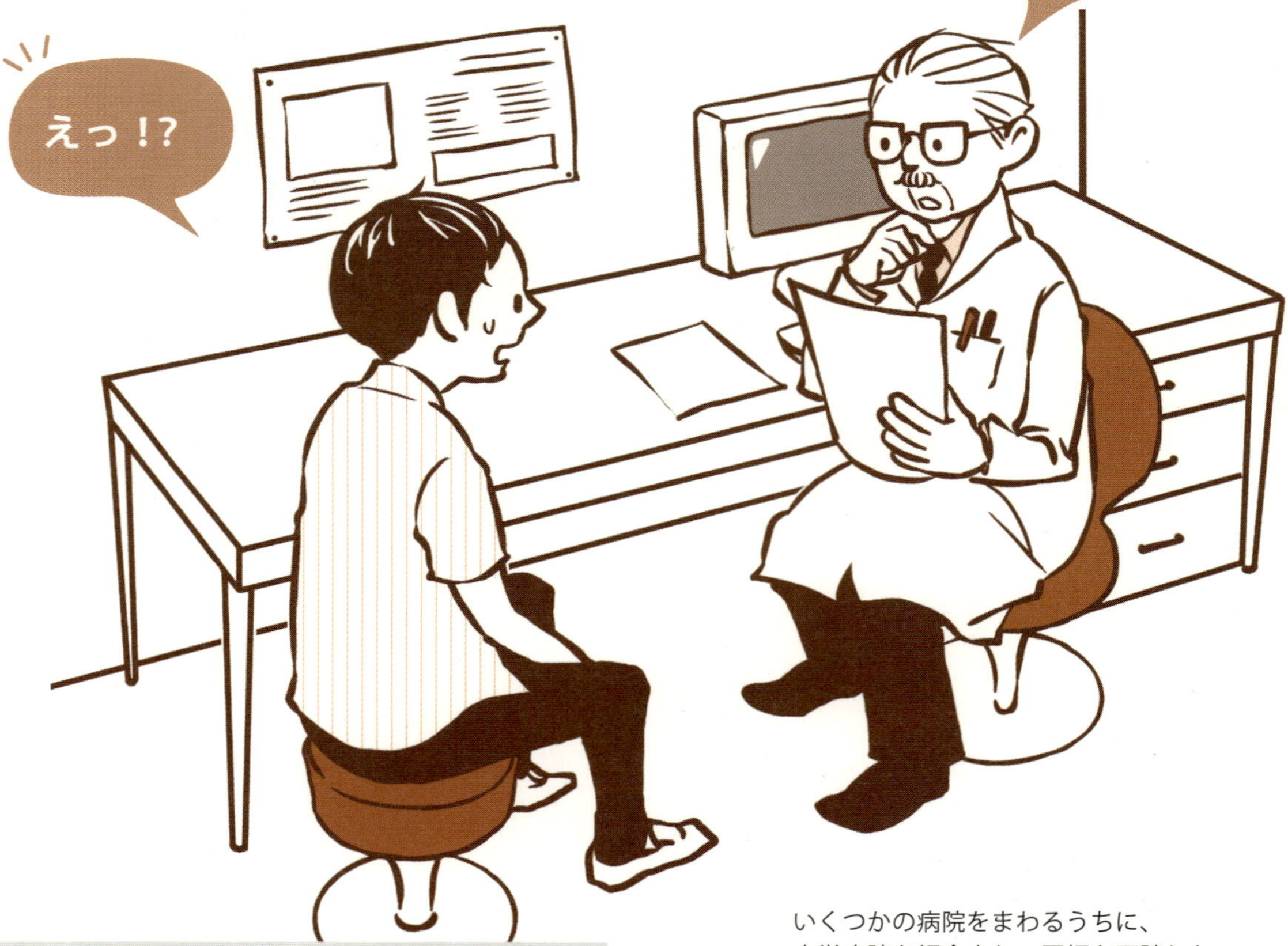

いくつかの病院をまわるうちに、
大学病院を紹介され、医師と面談した

失敗続きの原因がわかった？

アスペルガー症候群の特徴を聞いてみると、いくつか思い当たることがありました。失敗を繰り返してきたのは、その障害があるからなのでしょうか。アスペルガー症候群のことをもっとくわしく聞いて、自分の人生になにが起きているのか、知りたいと思います。

7

アスペルガー症候群という発達障害。それが自分に下された診断でした。聞いたことのない名前です。それが苦労の原因なのでしょうか。

1 なぜうまく生きられないのか

アスペルガー症候群の人には、
脳機能のかたよりがあります。
記憶することには優れた力を発揮するいっぽうで、
人の顔色をみて気をつかうことは、きわめて苦手です。
そのバランスの悪さに、
本人もまわりも気づいていないと、
生活上のトラブルが引き起こされます。

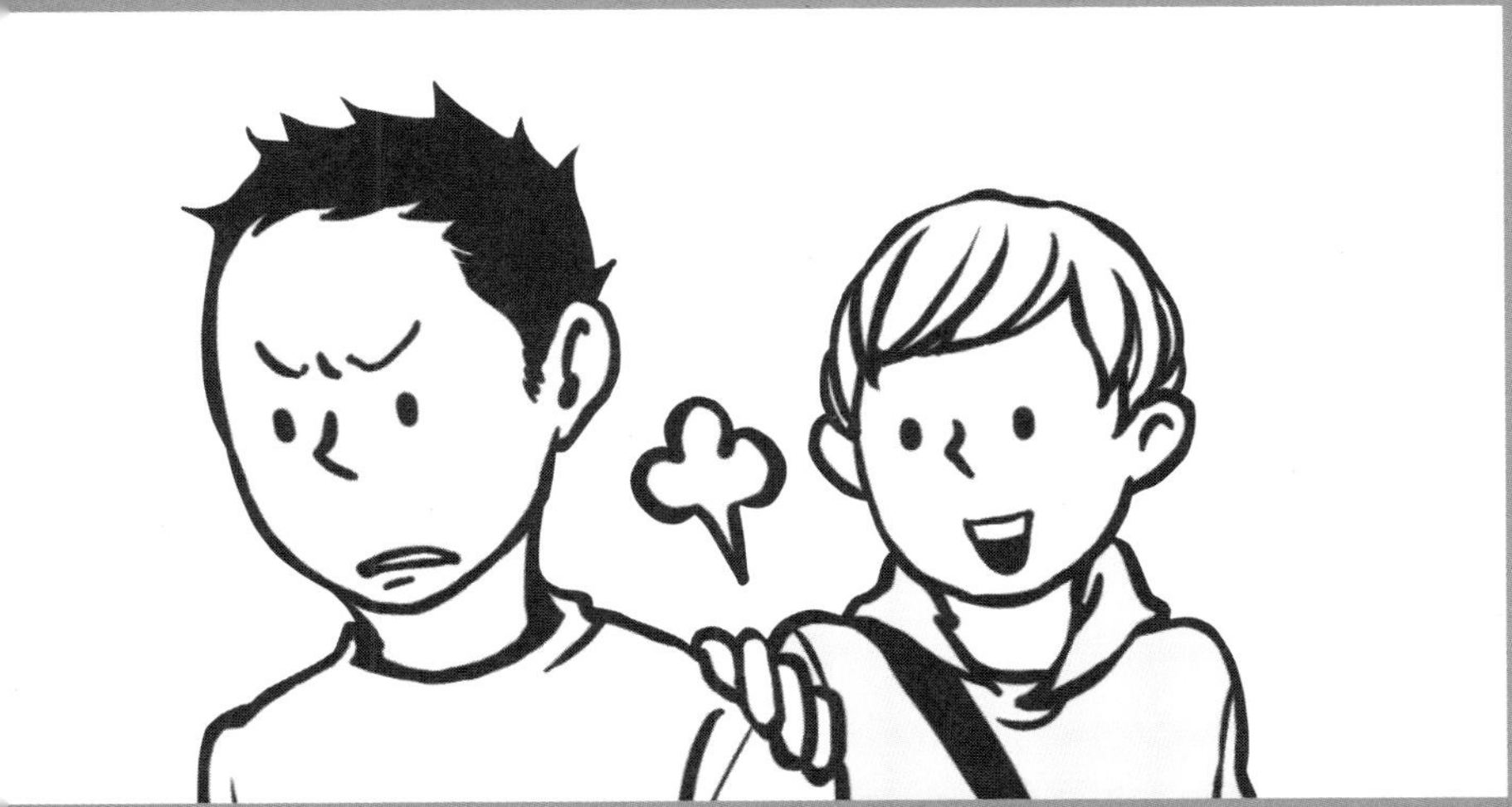

よくも悪くも目立つ、三つの特性

アスペルガー症候群の人は、風変わりな言動をして、よく目立ちます。それらの言動には、彼ら独特の三つの特性が関わっています。

3つ組の特性

アスペルガー症候群の特徴は、大きく3つに分けられます。これは、イギリスの精神科医、ローナ・ウィングによる分類です。3つ組の特性といわれる分け方で、アスペルガー症候群だけでなく、広汎性発達障害（19ページ参照）全般の特徴として提唱されたものです。

コミュニケーションの特性

よい面

- 素直で正直。思った通りのことを口にする
- 興味のあることについては、どんどん発言する
- 独特の感じ方をする。人にはない感性をもっている

つらい面

- 言葉を字義通りに理解する。たとえ話を本気にとる
- 人の話を聞けない。聞いて理解するのが苦手
- 表情や身振りに鈍感。他人の意図を読みとれない

ほかの人にはない「特別な性質」がある

アスペルガー症候群の人は、一見、問題がないようでいて、じつは独特な一面をもっています。あいさつをするぶんには問題がないのに、じっくり話してみると、会話がすれ違うことがあります。

彼らには脳機能のかたよりがあり、その影響で、行動や考え方に独特のくせが出るのです。それは言葉へのこだわりであったり、共感性の乏しさだったりします。

それらの特徴を「特性」といいます。特別な性質で、大多数の人にはみられません。この特性を理解することが、アスペルガーを知るための大切な一歩になります。

アスペルガー症候群

発達障害の一種。脳機能に部分的なかたよりがある。こころの病気やしつけによる障害ではなく、生まれもった性質。無理に直そうとすると、つらくなる

社会性の特性

よい面

- 自由に発想できる。天真爛漫な生き方をしている
- 行動力がある。やりたいことに向かって一直線
- 人に流されない。ひとりでも怖がらずに行動できる

つらい面

- 友達ができない。それをさびしいとも思わない
- 人と共感しない。人の気持ちに興味がもてない
- 社会常識やマナーが、なかなか身につかない

ほかの人に流されず、自分の意見を言える。
しかし、その意見が見当はずれのときもある

想像力の特性

よい面

- 一定の作業を正確に、緻《ち》密《みつ》にこなせる
- 好きなことには、優れた集中力を発揮する
- 反復作業、単純作業をいとわない

つらい面

- 興味のかたよりが強く、頑固な面がある
- 臨機応変な対応ができない。予定通りを好む
- 決まりを守りたがる。融通がきかない

そのほかの特性

運動が苦手、感覚的なこだわりが強い、生活習慣が乱れやすいなど、そのほかにもさまざまな特性がある

行動特徴

会話ができているようで、できていない

アスペルガー症候群の人は、たくさん発言をするわりには、話のテーマやねらいを理解していないことがあります。コミュニケーション面の特徴です。

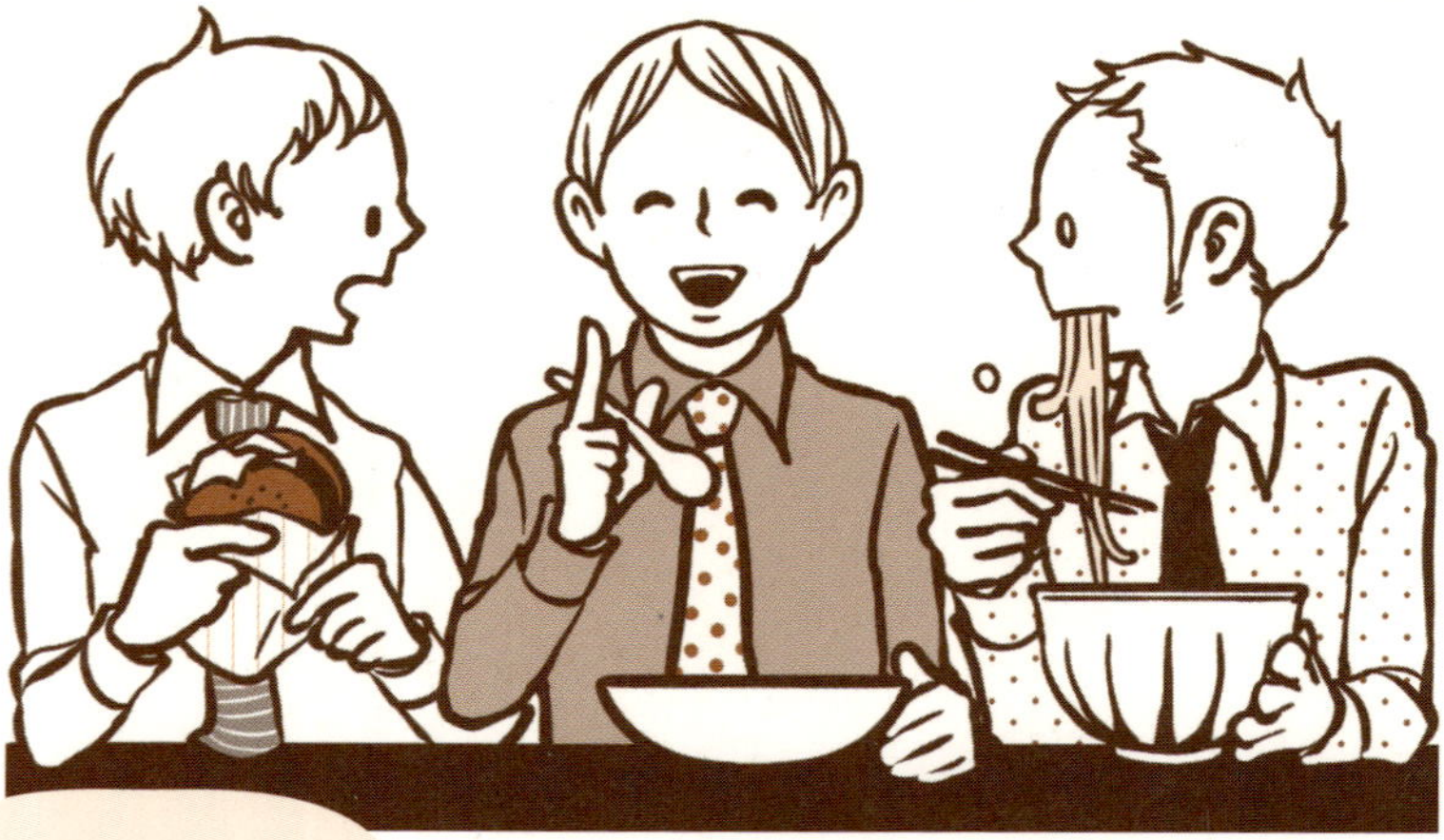

みんなで同じ話をしていたはずが、ひとりだけまったく関係のないことを言いはじめた

すれ違いが多い

会話の受け答えが上手にできているようにみえますが、じつは話の内容や話している相手の気持ちを理解していません。ときおり、話題とかみあわない発言をします。

コミュニケーションの特性

話の流れや文脈が理解できない。会話についていけない

独特の言葉づかいをする。自分だけに通じる言葉を使う

慣用表現がわからない。大げさな表現を真に受ける

ひとりで一方的に話し続ける。人の意見を聞こうとしない

会話がパターン化している。型通りのセリフで返答する

話し方がぎこちない。学者のような難しい言い回しで話す

人の話を理解するのが極端に下手

コミュニケーション面で問題になるのは、理解力です。

アスペルガーの人は、言いたいことを言うのは得意ですが、話を聞いて理解するのは苦手です。とくに、長時間の話や複雑な説明を聞きとれません。話し言葉が頭に入りにくく、文字のほうが理解しやすいという特性があります。

人の話を無視しているように思われがちですが、これもひとつの特性なのです。

本人はすれ違いに気づいていない

すれ違いはさまざまな場面にあらわれますが、本人が気づいていない場合が、少なくありません。

言葉が話せているため、気持ちが通じあっていないとは、思いもしないのです。その自信が、会話のすれ違いをさらに広げます。

どう思っているか

周囲は

どうも話が通じない

返答は的はずれだし、人を傷つけることを言うし、付き合っていられない。あの人とは会話のキャッチボールができない。

本人は

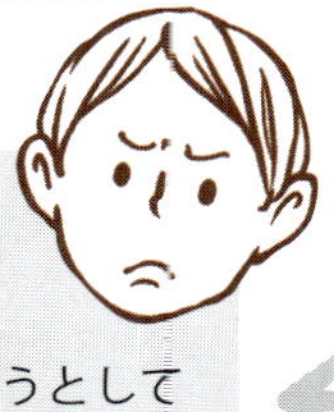

自分の気持ちは理解されにくい

一生懸命に伝えようとしているのに、いまひとつ理解されない。まわりの人に期待しても無駄なんじゃないか。

会話をしてもトラブルになるため、お互いにさけはじめる。本人はコミュニケーションがますます苦手に

交流が減っていく

気持ちを伝えることも、相手の気持ちを理解することも苦手なため、すれ違いが大きくなっていきます。本人も周囲の人も「気があわない」と考え、交流をさけるようになりがちです。

社会性がなく、失礼な言動をする

「高校も大学も出たいい大人なのに、常識がない」という注意を受けることがあります。それは社会性の乏しさから生じるトラブルです。

悪気なく、非常識なことをする

「非常識なふるまいが多い」というのも、アスペルガー症候群のひとつの特徴です。説明しなくても誰もがわかっている社会常識やマナーが、身についていません。

本人は、年齢不相応のふるまいをおかしいと思っていません。また、悪意もないのですが、失礼なことを平然とするため、まわりには「なにを考えているかわからない人」と思われがちです。

この社会意識の低さを、社会性の特性といいます。子どものころは許されたことでも、年齢を重ねるにつれて、トラブルになりやすくなります。

常識が身につかない

生まれながらの特性として、社会意識の低さがあります。人と同じように行動することや、人の気持ちに配慮することに、意識が向きません。いつも自分勝手なようにみえます。

社会性の特性

- 友達ができない。つくろうとも思っていない
- 社会常識やマナーにしたがわない。そもそも意識していない
- 他人に共感しない。自分と違う考えに興味をもたない
- 感情表現のタイミングがずれる。人が泣いているときに笑うなど
- 場にそぐわないことをする。礼儀をわきまえない、敬語を使えないなど
- 人の感情を考慮しない。周囲がどう思おうと、関係なく行動する

浮いた存在になる

本人は自分勝手なことをしようとは思っていません。ケンカをするつもりはないのです。しかし、常識的なことを守れないまま暮らしていると、周囲から煙たがられて浮いた存在になっていきます。

周囲は

あの人は変わり者

思いもよらない行動をしてばかりで、理解に苦しむ。もう「変わり者」だと思って、あきらめるしかない。

まわりがいくら注意しても非常識なふるまいが止まらない。特別扱いをされるようになっていく

どう思っているか

本人は

「失礼」の基準を教えてほしい

どこからどこまでが失礼か、判断に困る。「とにかく行儀よく」だなんて、無理難題をおしつけるな！

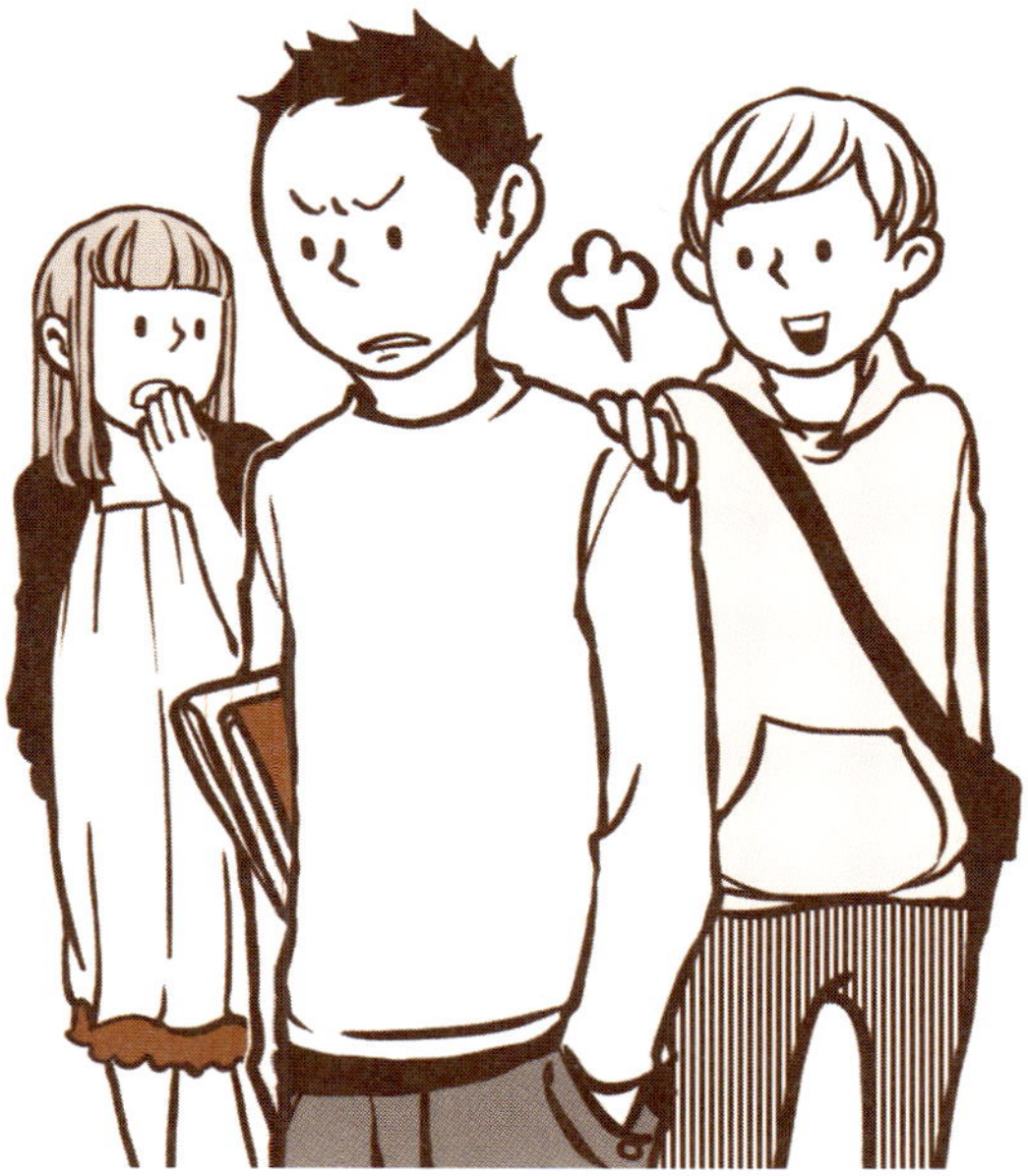

先輩になれなれしい口調と態度で話しかけ、怒らせてしまう

「社会性」とは

社会性とは、社会に対する意識や、社会との関わり方のことです。

自分のまわりの世界や集団を正しくとらえて、適度に関わることができれば、生活は安定します。

アスペルガー症候群の人は、それが苦手であるために、暮らしにくさを感じています。彼らにとって社会とは、よくわからないものなのです。

想像力に乏しく、応用がきかない

アスペルガー症候群の人は、一度決めたことを、簡単には変更しません。想像力が弱く、考えや発想の転換が苦手だからです。

なにごとも型通り

自分のなかに一定の秩序があり、それにしたがって行動します。自分なりの型をなによりも重視していて、小さな変更やずれを、ひどく嫌がります。例外を想像して、許容する力が弱いためです。

想像力の特性

- 興味・関心がかたよっている。特定のことしか楽しめない
- 予定が崩れると嫌がる。プレゼントが増えるなど、よい変更も拒む
- 気持ちの切り換えが下手。作業後に次の作業にすぐに移れない
- 因果関係を決めてかかる。一度できたことができないと腹を立てる
- 生活パターンを守りたがる。習慣がずれるとひどく混乱する
- 決まりをかたくなに守る。例外や間違いを許せない

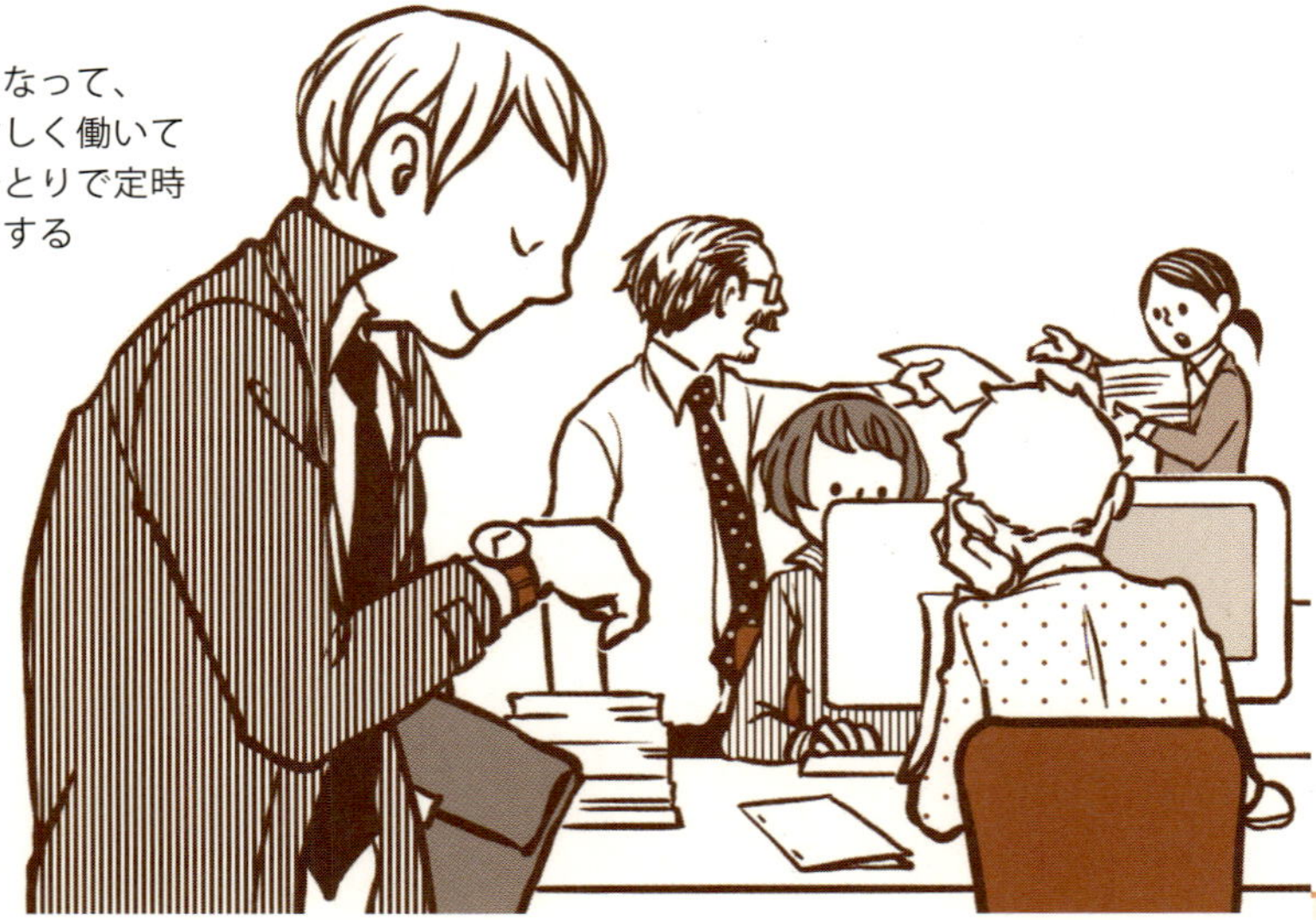

緊急事態になって、まわりが忙しく働いていても、ひとりで定時に帰ろうとする

どう思っているか

周囲は

融通のきかない人だ

誰だって、ひとつやふたつ我慢していることはある。ひとりだけ頑固に我を通そうとして、不愉快だ。

本人は

自分は間違っていない

自分は決まりや約束を守っているだけだ。間違ったり、人を驚かせようとしたりする人が悪い。反省してほしい。

ひとつの決まりに対して、意識が大きく異なり、お互いに共感できない。小さなことで感情的に対立して、険悪に

生活の幅が狭くなる

一定の行動しかとれないため、必然的に、生活に広がりがなくなっていきます。こだわりをめぐって衝突を繰り返すうちに、周囲から見放され、孤立してしまう人もいます。

こだわりの強さが問題になる

想像力が弱いという特性は、実生活のなかでは、こだわりの強さとなってあらわれます。

アスペルガー症候群の人は、規則や正確な数値を覚えると、それを絶対視する傾向があります。正しいものは正しいのだと思いこんで、変更や訂正の可能性を考慮できなくなります。例外を思いえがく力が弱いからです。

本人は自分を変えられない

自身に予定外のできごとが起きたときには、強い不安を抱きます。想像のおよばない、おそろしいことに襲われたという心境です。

時間や決まりに対して頑固な態度をとるため、周囲にはこだわりの強い人だと思われがちですが、これは、本人には変えることのできない特性なのです。

どう考えるべきか

こころの病気ではなく、脳機能のかたより

アスペルガー症候群は、こころの病気だと誤解されていることがあります。

実際は、こころではなく、脳に問題があります。

発達障害とは

発達障害は、生まれながらに脳機能のかたよりをもち、そのために発達にもかたよりが出るという障害です。能力のバランスがかたよっているだけで、こころや体に異常があるわけではありません。その一例が、アスペルガー症候群です。

脳機能のかたより

発達障害のおもな原因は、脳にある。前頭前野や扁桃体などに働きの乱れがあり、それが行動に影響するといわれている。機能不全の原因はわかっていない。

こころは問題ない

考え方のかたよりや、感情表現の困難をかかえているため、精神疾患を指摘されがちだが、こころには問題はない。支援不足で二次的にうつ病などを発症することはある。

感覚にもかたより

脳機能のかたよりが、体の知覚や感覚に影響する。接触に敏感な人や、大きな音を苦手とする人、暑さ・寒さを感じにくい人など、一人ひとり、独特のかたよりがある。

成長も問題ない

ほかの人とくらべて、成長のバランスがかたよるだけ。成長が遅れているわけではない。特性は、誰にでもある得意・不得意と同じことだと考えて差し支えない。

トラブルの原因が
脳にあることを、
本人もまわりも、
まず理解したい

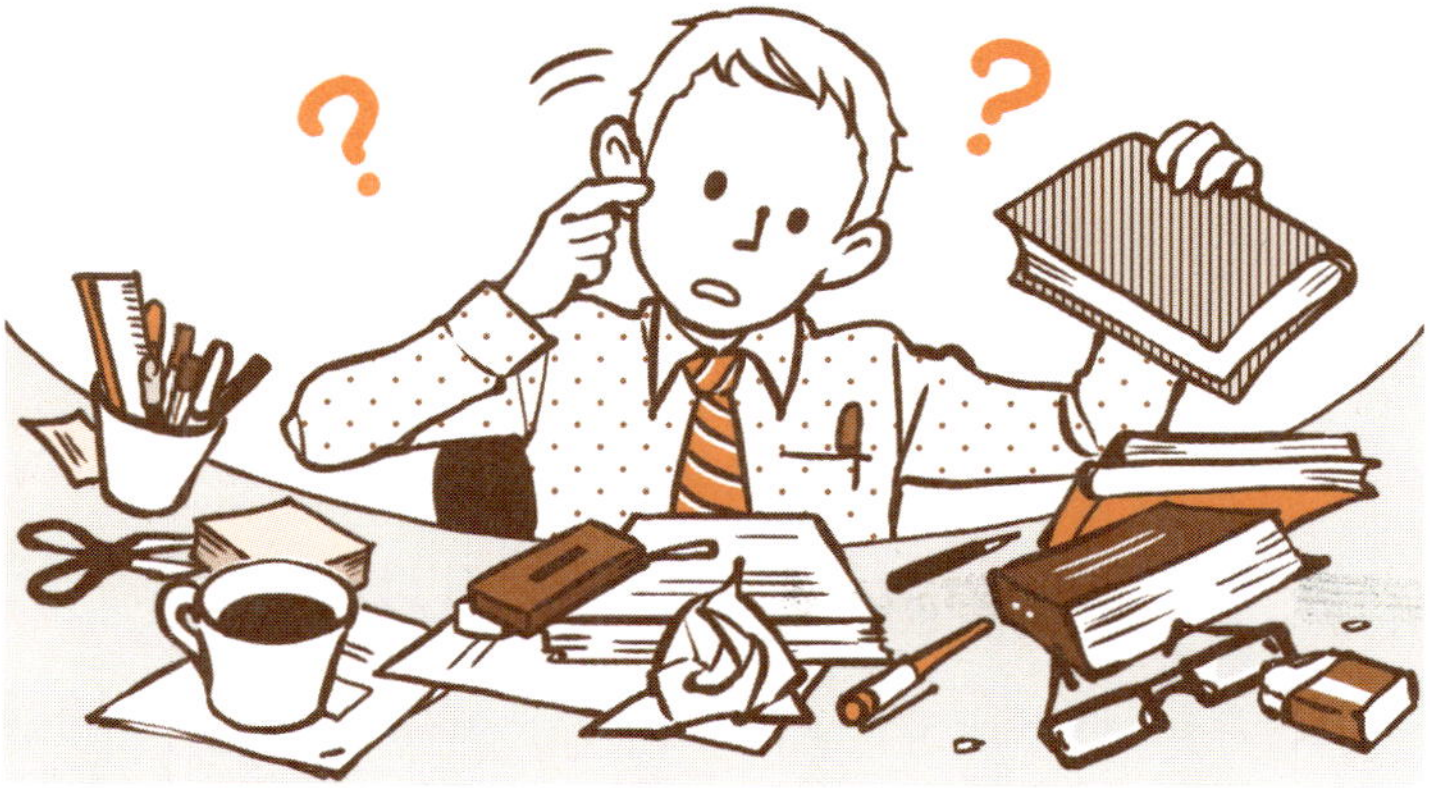

ものを片付けられないという、AD/HDの特性を示す人も多い

発達障害の全体像

純粋にアスペルガー症候群の特性だけをもっているという人は、じつは少なく、多くの人はほかの発達障害の特性もあわせもっています。特性のあらわれ方は人それぞれで、一人ひとり、抱えている困難も異なるのです。

発達障害全般への理解が必要

アスペルガー症候群のことをよく理解するためには、自閉症やAD／HDなど、関連のある障害も知っておく必要があります。それらの障害には、重なりあう部分があるからです。

アスペルガー症候群と診断された人の生活に、アスペルガーの特性だけでは説明のつかないトラブルが起きることがあります。そのとき、関連の障害を理解できていれば、問題を広い視野でとらえることができます。

診断名にとらわれず、ありのままの姿をみることが大切です。そうすることで、包括的な理解と支援が実現できます。

発達障害

●AD/HD (Attention-Deficit/Hyperactivity Disorder)

注意欠陥／多動性障害。多動性、衝動性、不注意の3つの特性を示す。落ち着きのなさが最大の特徴

●LD (Learning Disorders)

学習障害。読み書きや計算を苦手とする。アスペルガー症候群と併存していることが多い

●そのほか

小児期崩壊性障害、レット障害なども関連しやすい

広汎性発達障害

●自閉症

アスペルガー症候群と同じ、3つ組の特性をもつ障害。アスペルガーとの違いは、言葉の遅れがみられること

●アスペルガー症候群

発達障害はいくつかの種類に分類されていますが、それらの境界ははっきりしていません。スペクトラム（連続体）の障害と言われています。診断には時間がかかり、その際の費用は場合によって異なります。

発達障害についてよりくわしく知りたい方は、健康ライブラリーイラスト版『自閉症のすべてがわかる本』『アスペルガー症候群のすべてがわかる本』（ともに佐々木正美監修）『AD/HDのすべてがわかる本』（市川宏伸監修）『LDのすべてがわかる本』（上野一彦監修）をご覧ください

どう考えるべきか

困難を放置すると、こころの問題に

発達障害自体はこころの問題ではありませんが、理解や支援が不足すると、その影響でこころが疲れ、精神疾患が引き起こされることがあります。

二次的に精神疾患が生じる

アスペルガー症候群の人は、日々の生活に多くの困難を抱え、強いストレスを感じています。

まわりに理解者がいれば、障害の負担は軽くなり、こころも楽になります。しかし、無理解にさらされていると、困難が増え、不安やストレスがつのって、じょじょにこころが蝕《むしば》まれていきます。

発達障害の場合、無理解と支援不足の結果が、こころの病気としてあらわれるのです。

こころの動き

最初は特性による戸惑いだけを抱えています。それを放っておかれると、じょじょに自信喪失につながり、自暴自棄になっていきます。人によっては、うつ病や不安障害、統合失調症などを発症する場合もあります。

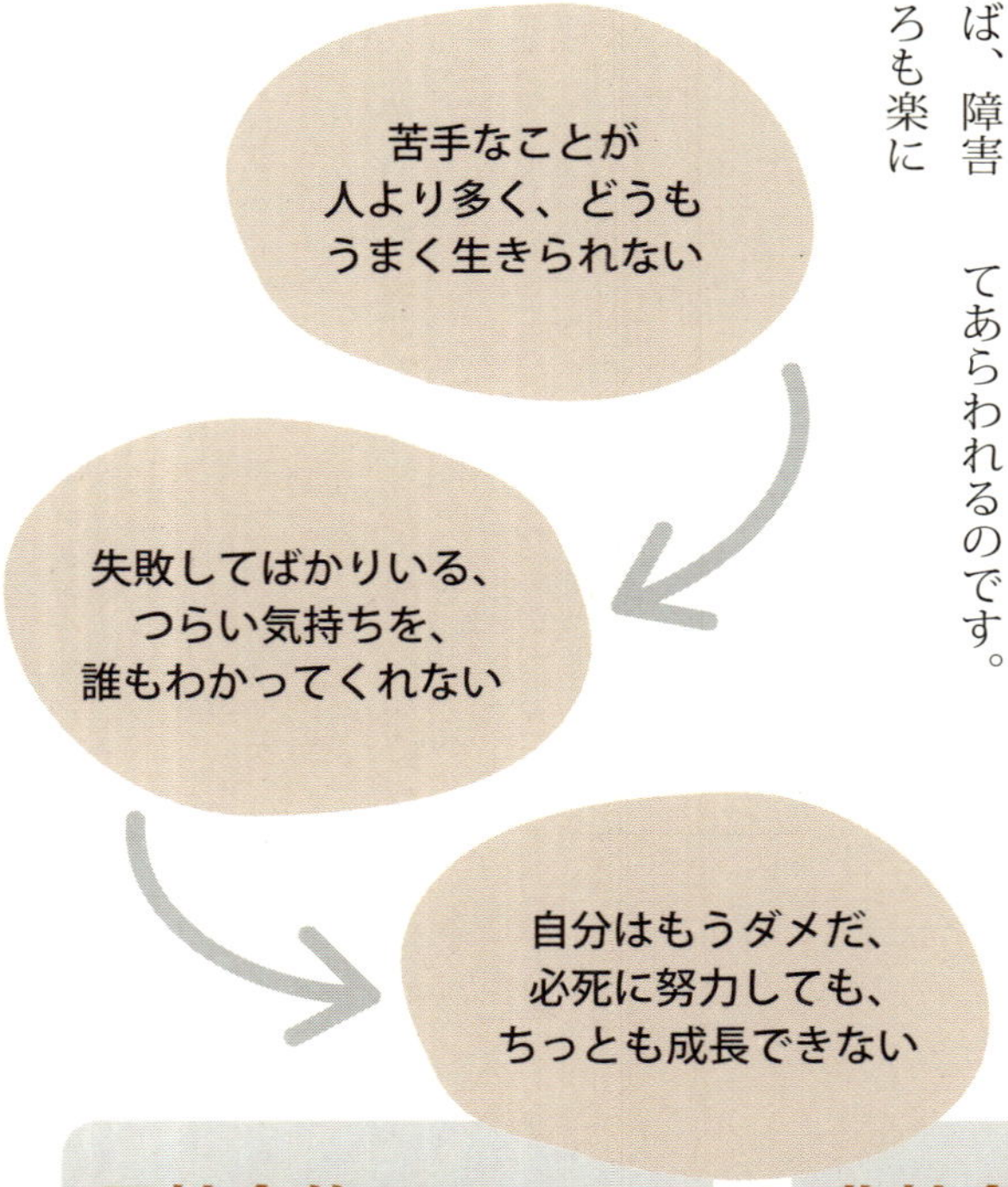
苦手なことが
人より多く、どうも
うまく生きられない
失敗してばかりいる、
つらい気持ちを、
誰もわかってくれない
自分はもうダメだ、
必死に努力しても、
ちっとも成長できない

反社会的な気持ち

自分の力を認めない世の中が悪い、周囲の人が悪いと考える。攻撃的な感情を抱き、非行や家庭内暴力などに走る。

非社会的な気持ち

自分には居場所がない、味方はどこにもいないと考える。家族も友人も信じることができず、ひきこもってしまう。

二次障害

2 人にあわせられない 疎外感

アスペルガー症候群の人は社会性に乏しく、
まわりの人と同じようにふるまうことが、
なかなかできません。目立つつもりはないのに、
人と違うことをしてしまいます。
誰もが知っている常識を理解できないため、
「自分はおかしい人間なのだ」と、
疎外感を抱いてしまいます。

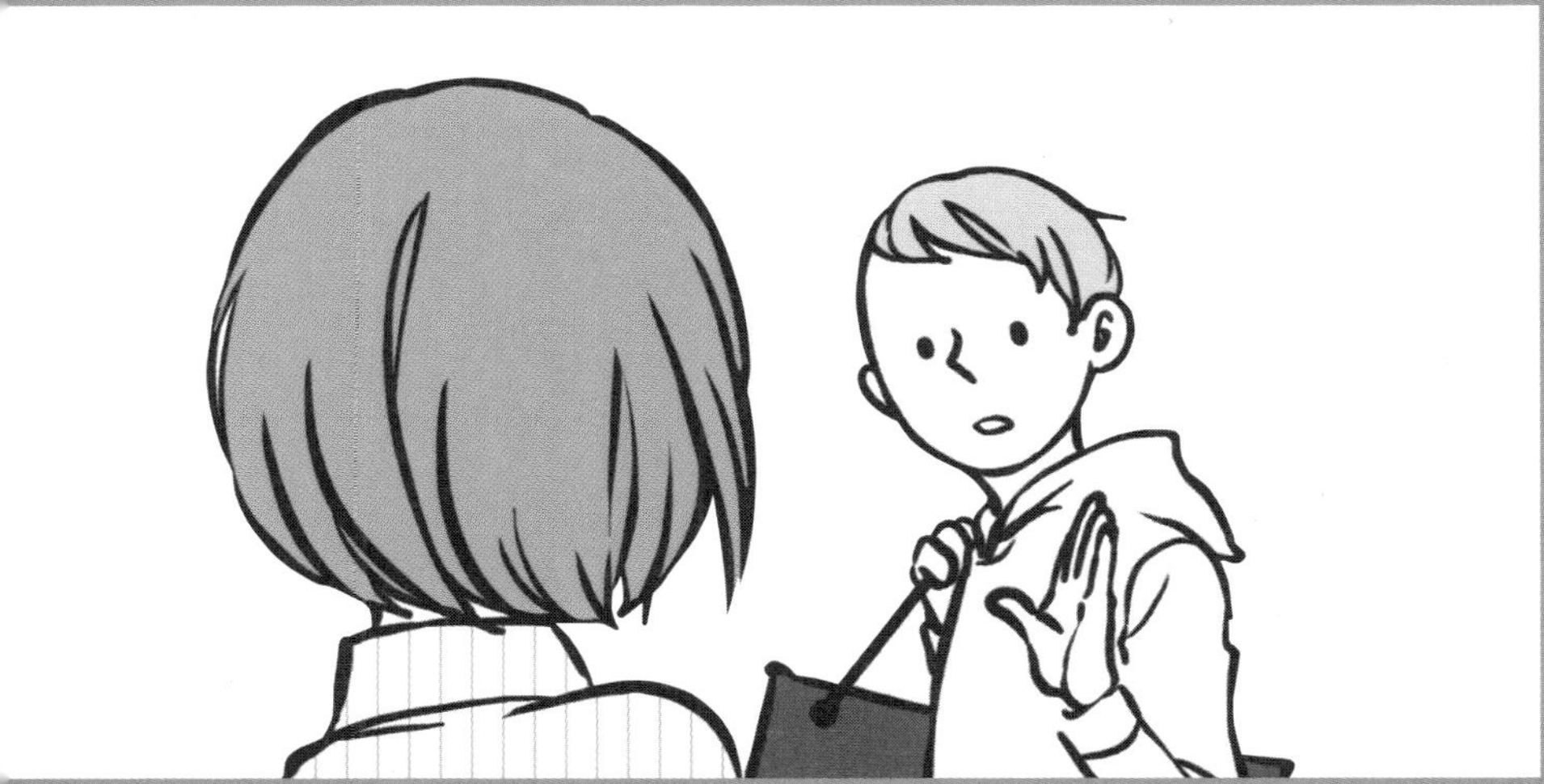

友達のつくり方がわからない

アスペルガー症候群の人は、他人の感情を想像するのが苦手です。それが、友達付き合いの困難に関係してきます。

ケース例

いつもひとりでいたがるAさん

子どものころから、友達づくりが苦手だったAさん。大人になってもそれは変わらず、休日を友人とともに過ごしたり、自分から誰かを誘ったりするようなことが、ほとんどありません。

本人の気持ち

ひとりでいるほうが楽

友達といっしょにいると、気をつかって疲れる。我慢してまで付き合う必要はない

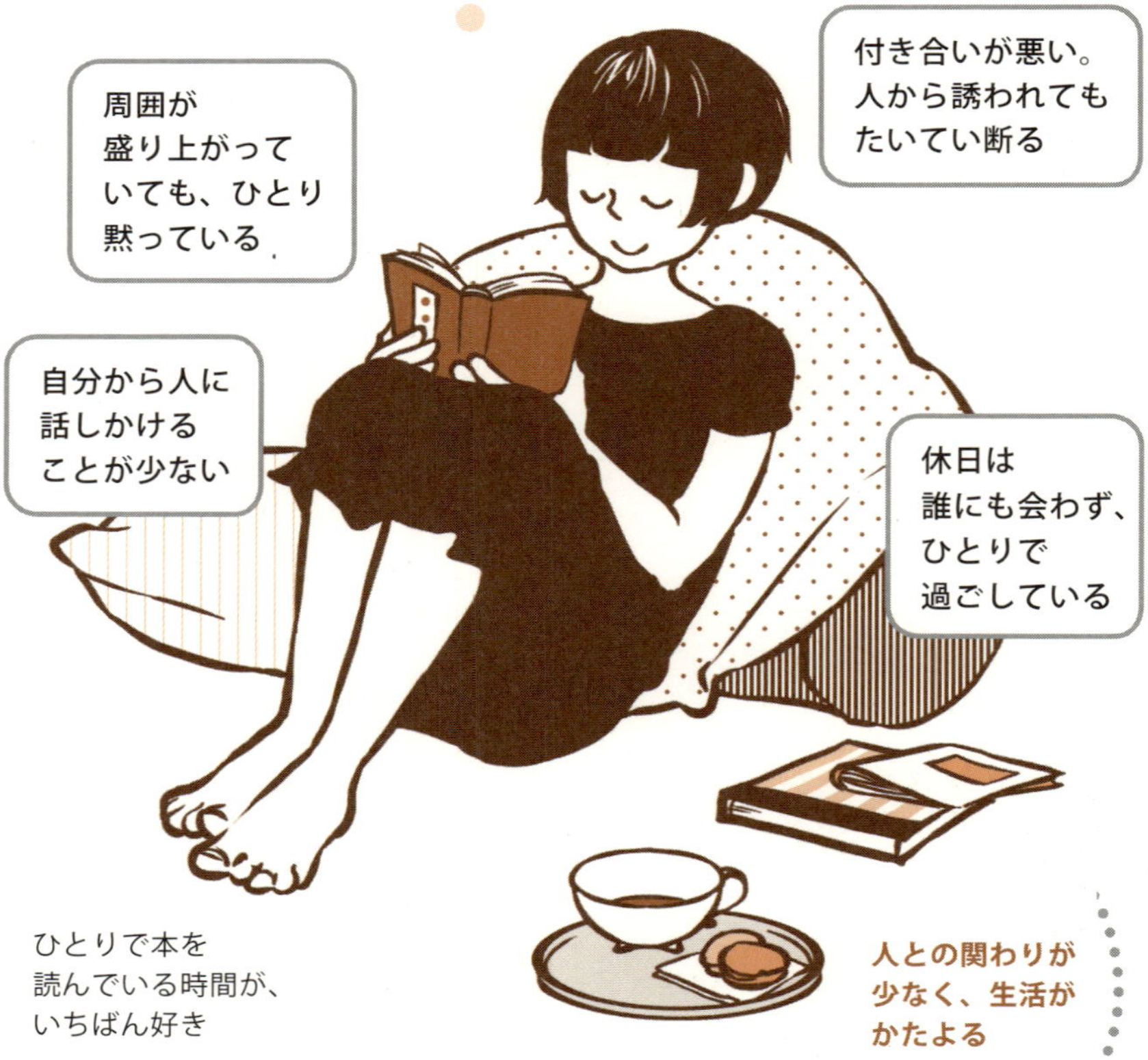
周囲が
盛り上がって
いても、ひとり
黙っている
付き合いが悪い。
人から誘われても
たいてい断る
自分から人に
話しかける
ことが少ない
休日は
誰にも会わず、
ひとりで
過ごしている

ひとりで本を読んでいる時間が、いちばん好き

人との関わりが少なく、生活がかたよる

引っこみ思案な性格に。友達はできないと思いこむ

行動範囲が広がらない。自宅と学校や職場の往復に

他人への興味・関心が弱い

まわりの人がなにを考えているか、なにをしているかがよく理解できず、また、興味や関心をもちません。それが人付き合いの少なさにつながっています。

特性

共感性の乏しさ

自分と違う考え方を理解できない。そのため、人の言動に共感を示すことができず、まわりの人と仲良くなれない

友達はほしいが、どう話しかければよいか、わからない

人と交流する機会はあるが、それが友達づくりにつながらない

腹を割って話しているつもりなのに、どうも通じあわない

わかりあえない相手にあわせて行動するのがつらくなっていく

友達付き合いに苦手意識をもつ。嫌われ者だという誤解を抱く

心理的な背景

交流の仕方がわからない

友達と仲良くしたいのに、会話や交流が上手にできません。それがストレスとなって、ひとりでいるようになります。

友達の気持ちがよくわからない

友達付き合いがうまくいかないことは、アスペルガーの人にとって、大きな悩みのひとつです。

彼らは、自分以外の人の気持ちを想像するのが苦手です。友達が悲しんでいるのに、それに気づかず笑いかけて、怒らせてしまうことがあります。自分の感情を人におしつけるようにして、一方的な交流をすることが特徴的です。

友達の持ち物には興味がある

人の感情には理解を示さないいっぽう、人が持っているものには強い興味を示すことがあります。

アスペルガー症候群の人は、目にみえる事実を好みます。気持ちよりも、持ち物のほうが、彼らにとっては理解しやすいのです。

他者に対する関心の寄せ方が、このように特殊なため、友達付き合いが難しくなります。

誘いをうまく断れず、険悪になる

会話が上手なようにみえて、じつはそうではないのが、アスペルガー症候群の人の特徴。友達に失礼なことを言って、怒らせるトラブルがよくあります。

ケース例

誘いの断り方が失礼なBさん

Bさんは、言い訳が上手に言えません。「用事があるから」と言って断ればよいところを、「行きたくないから」「○○さんが嫌いだから」と、思った通りに口にしてしまいます。

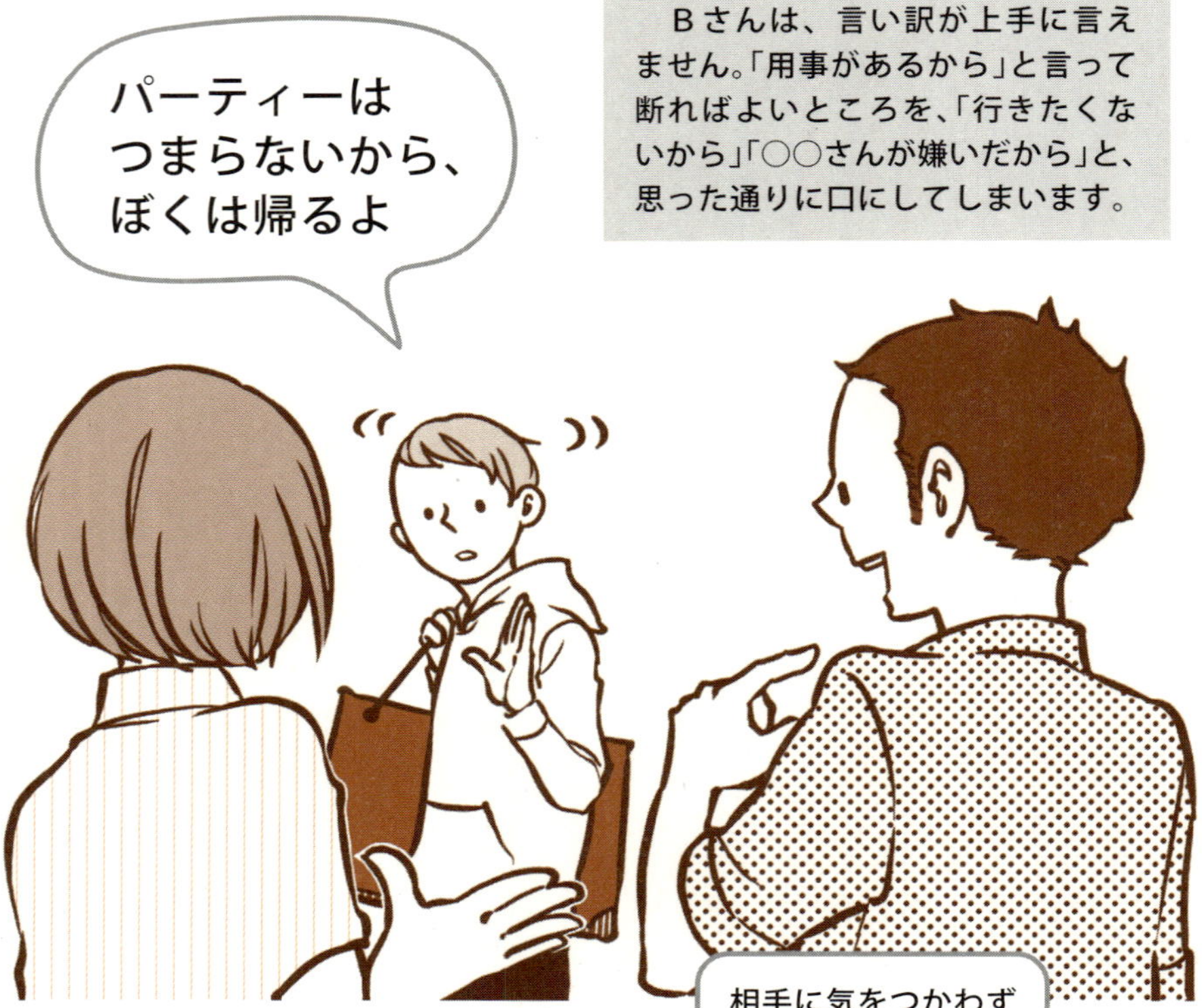
パーティーはつまらないから、ぼくは帰るよ

好意で誘ってくれているのに、相手を傷つけるような言い方で断る

相手に気をつかわずに発言する。事実をそのまま告げる

誘いに対して、返事もしないで無断でいなくなってしまう

「△△くんも行きたくないと言っていた」などと、ほかの人まで巻きこむ

本人の気持ち

ふつうに答えたつもり

思ったことをそのまま伝えただけで、問題意識はない。指摘されるまで、失礼だと気づかない

人を怒らせるようなことを言う

人付き合いのなかで、よくトラブルの原因になるのが、社交辞令を使えないことです。アスペルガー症候群の人は、話し相手に気をつかって言葉をにごしたり、嘘をついたりすることが苦手です。

なんでも率直に口にするため、ときには失礼な発言もします。わざと怒らせようとしていると、誤解を受けることもあります。

本人に悪気はまったくない

まわりからすれば、口が悪いようにみえるかもしれませんが、本人には悪意はありません。

本人は、思ったことを言っているだけです。自分の発言が相手にどのように思われるか、深く意識していません。大きな問題になる前に、お互いに相手の気持ちを理解することが大切です。

特性

社会的なコミュニケーション能力の不足

人の表情や身振り手振りを読みとることが苦手。会話以外のコミュニケーション能力がたりない

私たちは言葉のほかにも、さまざまな手段を使ってコミュニケーションをしている

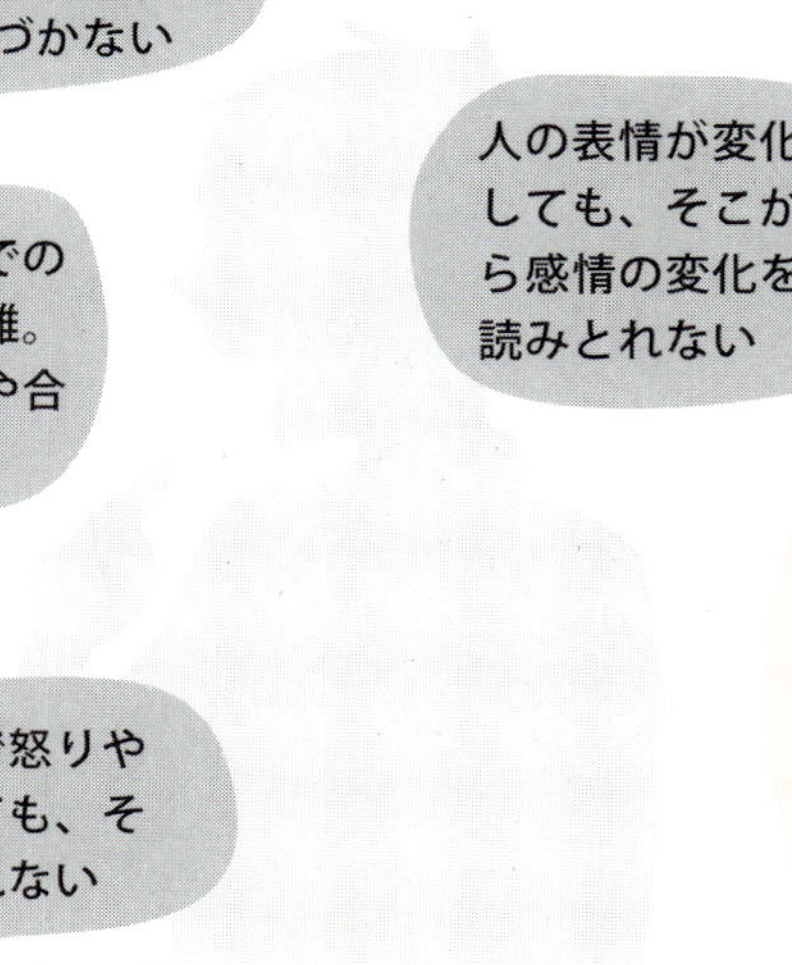

口調の違いに対して鈍感。相手が怒った口調になっても気づかない

人の表情が変化しても、そこから感情の変化を読みとれない

ジェスチャーでのやりとりが困難。身振り手振りや合図を見過ごす

相手が態度で怒りや嫌悪を示しても、それを感じとれない

発言を調節できない

アスペルガー症候群の人は、人の様子をみて、自分の言動を調節することができません。コミュニケーションをする力が弱いからです。

心理的な背景

他人の感情に対して鈍感

失礼な言動の裏には、相手の感情に対する配慮のなさ、鈍感さがあります。コミュニケーション能力のかたよりによって生じる、独特の心理です。

子ども時代は

少数の友達とだけ、仲がよかった

アスペルガー症候群の人に子どものころの交友関係を振り返ってもらうと、「友達はいたが、多くはなかった」という答えが多数を占めます。

幼児期

マイペースな子

集団行動が苦手で、ほかの子と遊ぶと、よくトラブルを起こした。ひとりで好きなことをしているときには、問題は起きなかった。

小学校

パニック、孤立

ほかの子との関わりが増えたことに比例して、トラブルも増加。不安が高じるとパニックを起こすため、周囲から敬遠され、じょじょに孤立した。

できごとの例

- 集団作業で混乱して、かんしゃくを起こした
- 勉強や運動で周囲の足をひっぱり、孤立した
- 高学年になっても、友達が数人しかできなかった

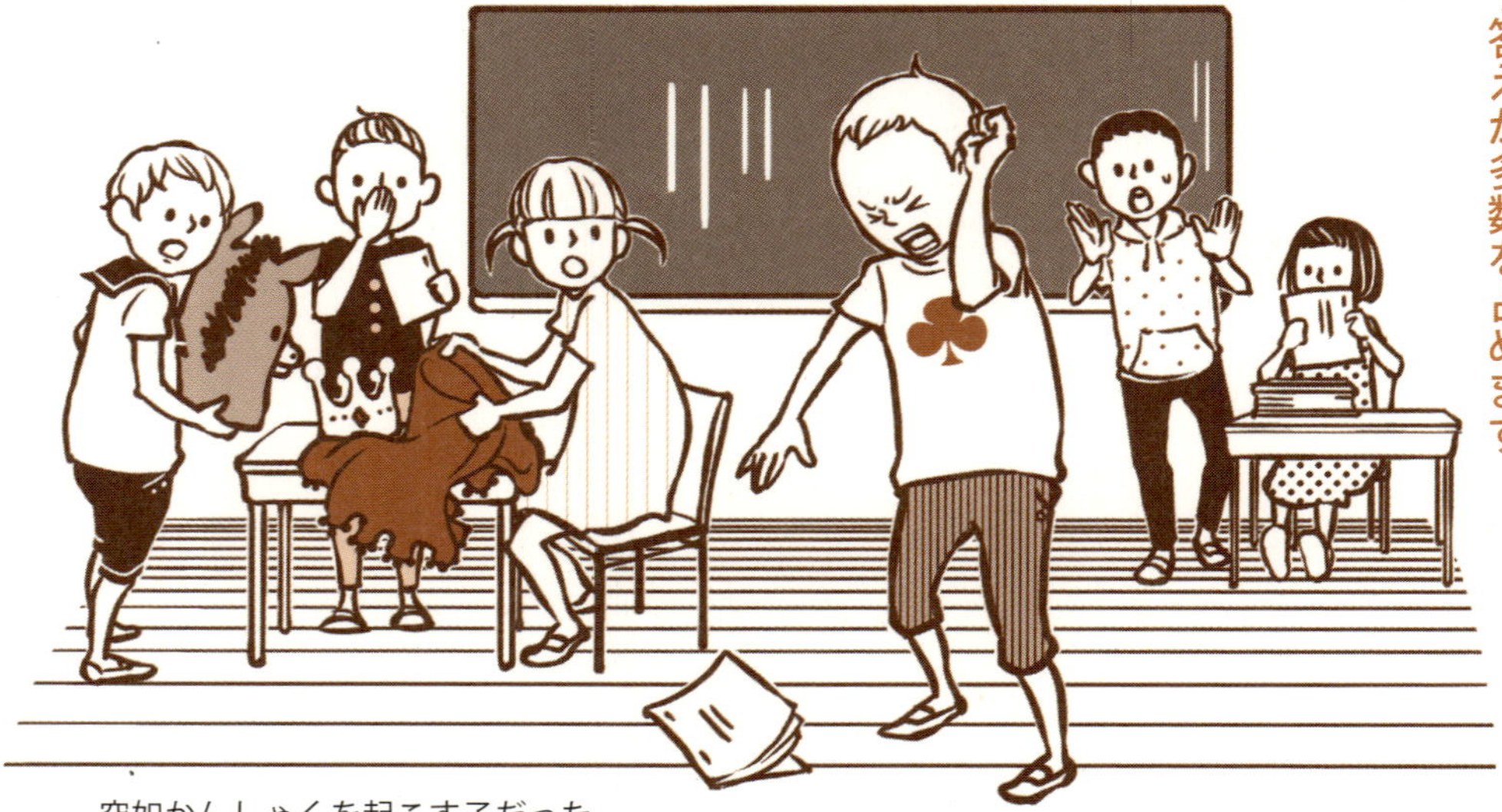

突如かんしゃくを起こす子だった。
クラスで学芸会の演目を話しあっていたときにも、急に怒り出した

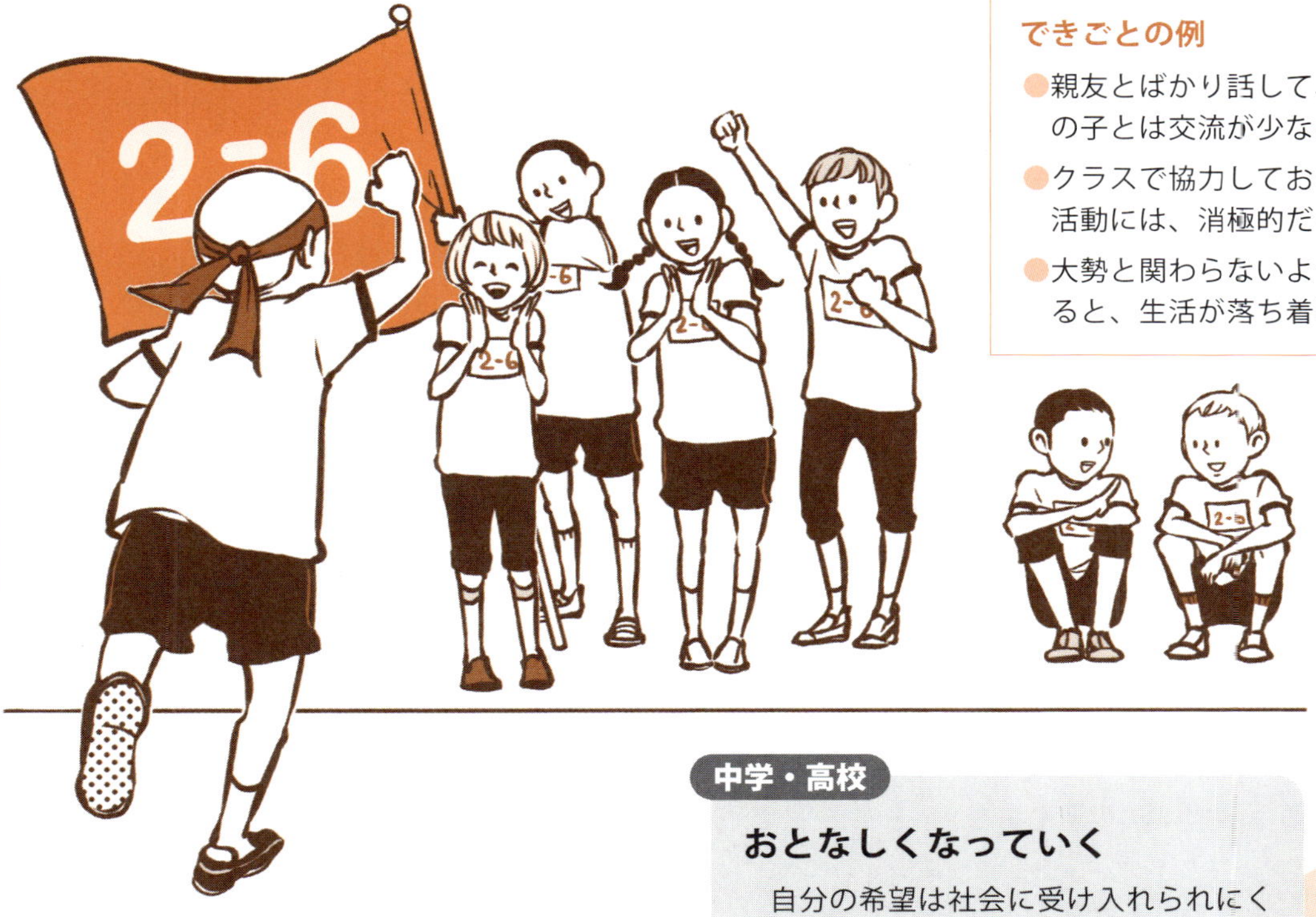

スポーツ大会でクラスみんなが競技に夢中になっているとき、場を離れて親友と話しこんでいた

できごとの例

- 親友とばかり話して、ほかの子とは交流が少なかった
- クラスで協力しておこなう活動には、消極的だった
- 大勢と関わらないようにすると、生活が落ち着いた

中学・高校

おとなしくなっていく

自分の希望は社会に受け入れられにくいと思うようになった。主張しないようになり、じょじょにおとなしい性格に。

中学・高校

人の輪に入らない

集団行動が苦手だという自覚をもちはじめ、大勢が集まっている場には、関わらないようにこころがけた。少数の友達といつもいっしょにいた。

大学以降

新しい出会いを好まない

子どものころから人間関係に悩まされ続けた結果、友達付き合いに対して消極的になる。いま付き合いのある友達だけで十分だと考える。

真剣なのに、恋愛が長続きしない

異性と交際をはじめ、親密な関係になってくると、アスペルガー症候群独特の行動様式が、相手から問題視されることがあります。

ケース例

不本意な別れを繰り返すCさん

Cさんは、アスペルガー症候群であることを自覚している男性です。わかってくれる相手を求めて、恋愛に積極的ですが、これまでに何度も、人格を否定されるような悲しい別れを経験しています。

恋人がほしい、結婚をしたいという願望が強い

↓

よい出会いをして、交際をはじめる。最初は問題ない

↓

交際相手から「気持ちが通じあわない」「世話をしているようで疲れた」などと言われ、別れることに

↓

めげずに恋愛をするが、同じようなすれ違いと、別れを繰り返す

本人の気持ち

ふつうに恋愛できないのでは、という不安

発達障害があると、一般的な恋愛は望めないと感じはじめる。将来への不安、絶望を感じる

期待と不安がまじりあっている

本人の気持ち

わかりあえる相手に会いたい、という期待

自分には無理かもしれないと思いながらも、それでもあきらめずに相手を求める気持ちはある

DVを受ける人もいる

アスペルガー症候群のすれ違いの、もっとも不幸な例のひとつがDV（ドメスティック・バイオレンス。家庭内暴力）です。

交際相手の意図を読みとれないことや、自分の行動様式を修正できないことが、感情的な対立や暴力にむすびつきます。ただ話しあうだけではなく、アスペルガー症候群をよく理解する必要があります。

好きな人ができても、仲良くなれる自信がなく、遠くからみていることしかできない

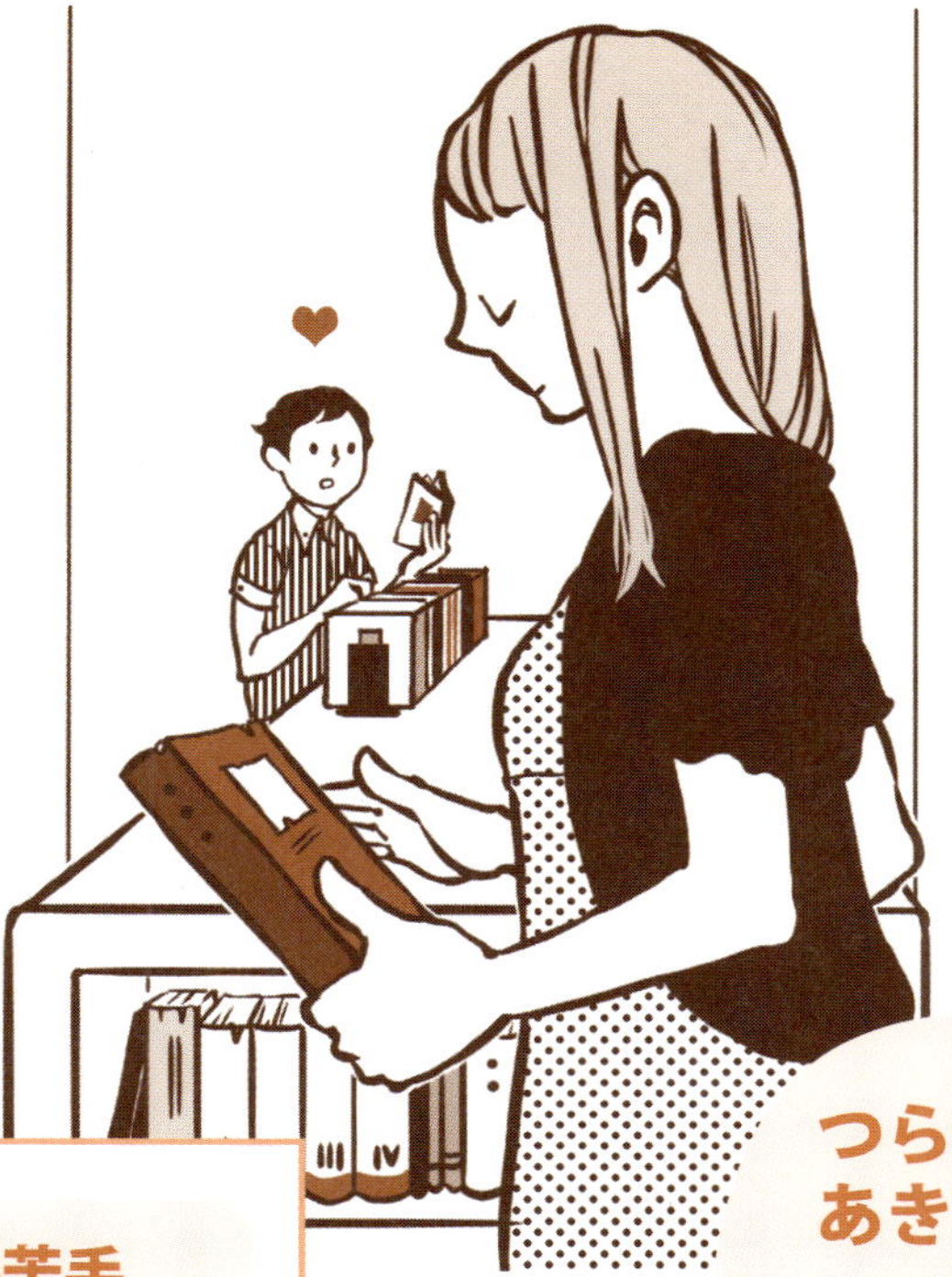

失敗を引きずってしまう

恋愛がうまくいかないことには、コミュニケーション能力や想像力の弱さが関わっています。それは意識次第で十分にカバーできることですが、過去の失敗を引きずり、自信を喪失する人もいます。

心理的な背景

つらい記憶が多く、あきらめかけている

男女交際に関する失敗が、つらい思い出としてこころに残っています。特性に気づかず、自己否定の感情を抱く場合もあります。

特性

感情表現が苦手

感情を言葉や態度で適切に表現できない。大げさな発言やなれなれしい行動が目立つ

- 異性とのやりとりや、異性そのものへの恐怖感、不安をいだく
- 「自分はふつうじゃない」と考え、交際を期待しないようになる
- 気持ちの伝え方がわからない。感情をもてあます

仲良くなると気持ちがすれ違う

アスペルガー症候群の特性は、一見してわかるものではありません。会話が微妙に食い違う、生活習慣にこだわりがあるなど、生活の端々《はしばし》に現れるものです。

そうした小さなすれ違いは、知人には見過ごしてもらえても、恋人と密接に付き合っていくうえでは、さけて通れない問題です。

特性の問題を自覚して、相手を尊重する意識をもつことが、交際を続けるポイントになります。

どう考える
べきか

付き合いの幅を無理に広げない

付き合いの難しさを解消するためには、交友関係を意識的にしぼることが有効です。自分の行動様式にあった付き合い方を考えていきましょう。

考え方　安心できる付き合いを重視

平均的な暮らしをしようとすると、多かれ少なかれ、トラブルが起きます。無理に「ふつう」になろうと考えず、自分にあった交友関係を築きましょう。

自分ひとり

まずは自分で自分のことを理解する。自分と付き合う気持ちも必要

POINT

まずは理解者と付き合う

疎外感や孤立感を軽減するためには、理解者と出会うことが必要不可欠。少数でも、特性のことを理解してくれる相手がいれば、信頼感、安心感が抱けます。

家族・友達

発達障害に対してある程度、理解がある人。この人たちとの交流が重要

付き合いの範囲をゆるやかに、時間をかけて広げていく

学校・職場・知人

生活上、関わっていかなければいけない人。この人たちに理解があれば助かるが、無理に交流しない

トラブルが起きるようであれば、無理せず交友関係をしぼる

他人

とくに関係のない人たち。必要がなければ、積極的に交流しなくてもよい

POINT

「誰とでも仲良く」と考えなくてよい

大勢と交流をもつのは難しいので、付き合いの幅を広げることにこだわらないようにします。行動を制限すると、トラブルが減って生活が安定します。

自分のがんばれる範囲を知っておく

アスペルガー症候群の人は多くの場合、自分の障害に気づく前から、友達付き合いが苦手なことに悩んでいます。そして、障害がわかり、自分の特性が把握できたあとにも、その問題は少なからず、残り続けます。

たとえ特性を理解して、「話すのが苦手だ」「人の話を聞くのも難しい」と自覚していても、なかなか対処はできないものです。

弱点の克服を目指すことはやめましょう。弱点と付き合っていくことを考えるべきです。特性があっても、トラブルなく交友関係を築ける範囲はどの程度か、体験を重ねながら探っていくことです。

行動にうつす 相談相手を探す

信頼できる相談相手がいることは、大きな支えになります。困ったときにいつでも頼れる人を探しましょう。家族でも、友人でもかまいません。3つの役割を担ってもらいます。

相談相手
自分の力では理解・判断できないことを相談する。想像力の不足を、相談によって補う

ナビゲーター
社会常識や、適切な暮らし方を教わる。具体的なルールとして学ぶと理解しやすい

理解者
理解者がいれば、トラブルに対処でき、漠然とした不安に悩まされることが減る

POINT
言葉を「翻訳」してもらう

理解者に、周囲の人との間に立ってもらい、食い違った会話を説明してもらいます。誤解をとくことが大切。悪意がないことを周囲に理解してもらいましょう。

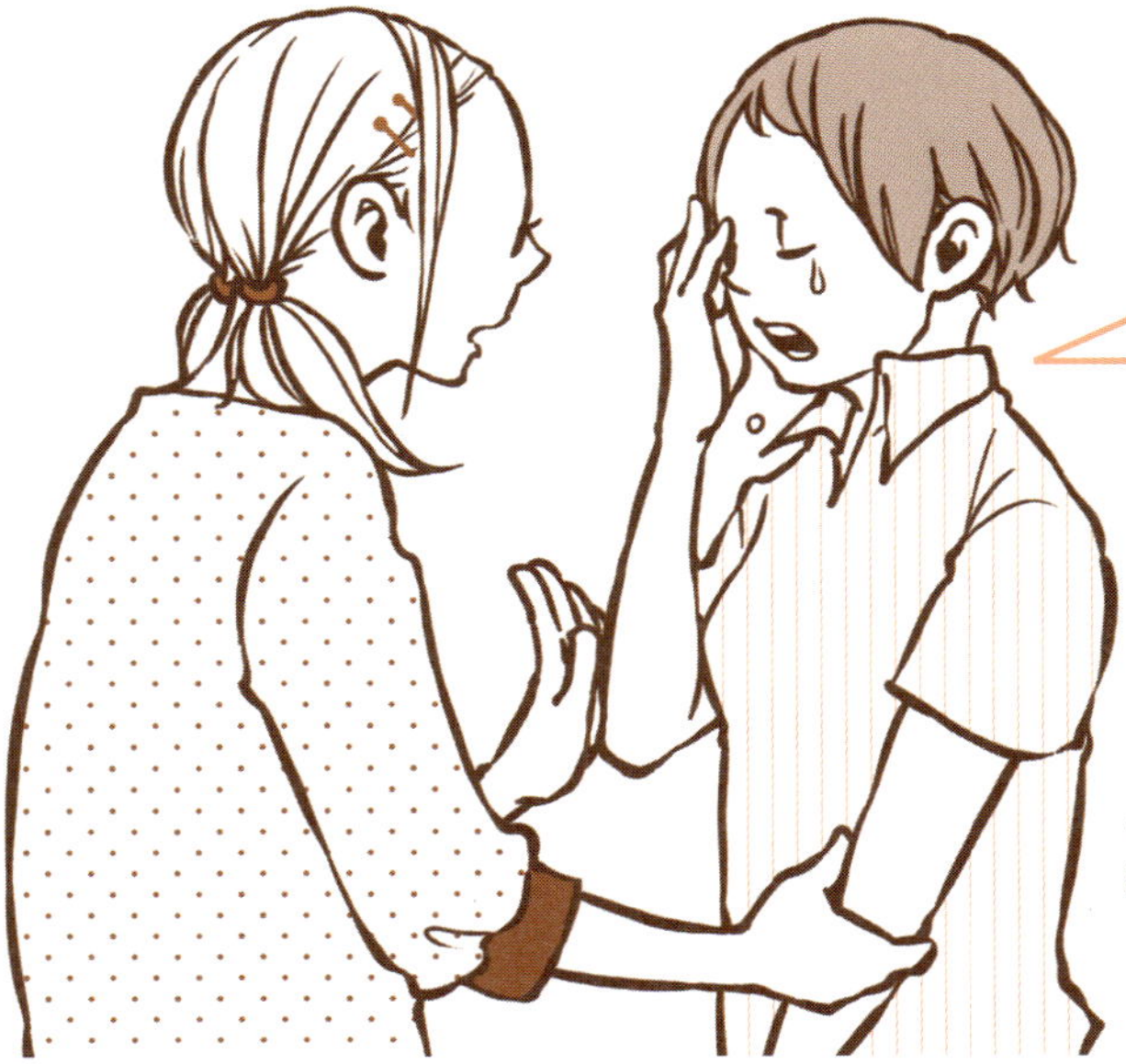

悩みやつらさを隠さずに相談できる相手がほしい。適宜、アドバイスを受けることで、生活が安定する

どう考えるべきか

嘘をつけない素直さを大切に

友達付き合いで問題が起きるのは、特性のよくない面が目立っているときです。行動様式を見直し、よい面を理解してもらうと、関係が改善されていきます。

よいところは残していく

友達や恋人ができないのは特性の影響だと考えはじめると、すべてアスペルガー症候群が悪いのだと思ってしまいがちです。しかしアスペルガーの特性は、悪いことばかりではありません。

社会性の乏しさは、ソーシャルスキルの不足につながりますが、そのいっぽうで、人に流されない、自分らしい生き方の土台にもなります。大切なのは、自分で自分をどうみるか、ということです。

自分の力を把握したうえで、人間関係の改善をはかりましょう。理解者と協力すれば、けっして無理なことではありません。

考え方　自分を無理に変えない

アスペルガー症候群は、性格のように、気のもちようで変えられるものではありません。自分を本質的に変えようと考えると、無理が生じます。変えるのではなく、調整しようと考えてください。

POINT

丁寧な言い回しにしていく

言動が失礼かどうか、場面ごとに判断をするのは苦手です。判断しなくてもすむよう、日頃から丁寧な言葉づかいをルールにして、覚えましょう。じょじょにルールを増やし、失礼のない話し方にしていきます。

調整する

人間関係の破綻につながるような行為や間違った思いこみは、よくないことだと認識し、可能なかぎり減らす

- 失礼な発言や態度、行動
- 他人に対する不信感。攻撃的な感情
- 友情や恋愛への過剰な思いこみ

変えなくてよい

相手を選ばず、誰に対しても素直な接し方ができること。誠実に行動できることも長所のひとつ

- 素直で正直。嘘をつかない
- 優れた力をもつが、態度は謙虚
- 真面目。決まりを守る

行動にうつす 周囲に理解をうながし、自分も周囲を理解する

社会性の乏しさがあるため、なにをすると失礼や迷惑に当たるのか、なかなか理解できません。協力者の助けを借りながら、とくに問題になる行動様式を把握しましょう。そして、問題を改善しながら、周囲の人に理解を求めていきます。

孤立を防ぐために、話しあいの機会をもつ。
会うことが苦痛にならないように、
できる範囲でおこなう

POINT

理解者をまじえて話す

自分ひとりで人間関係を改善するのは難しいことです。理解が得られず、感情的に反発してしまう場合があります。特性を理解している人に協力を頼み、まずは話しあえる環境をつくりましょう。

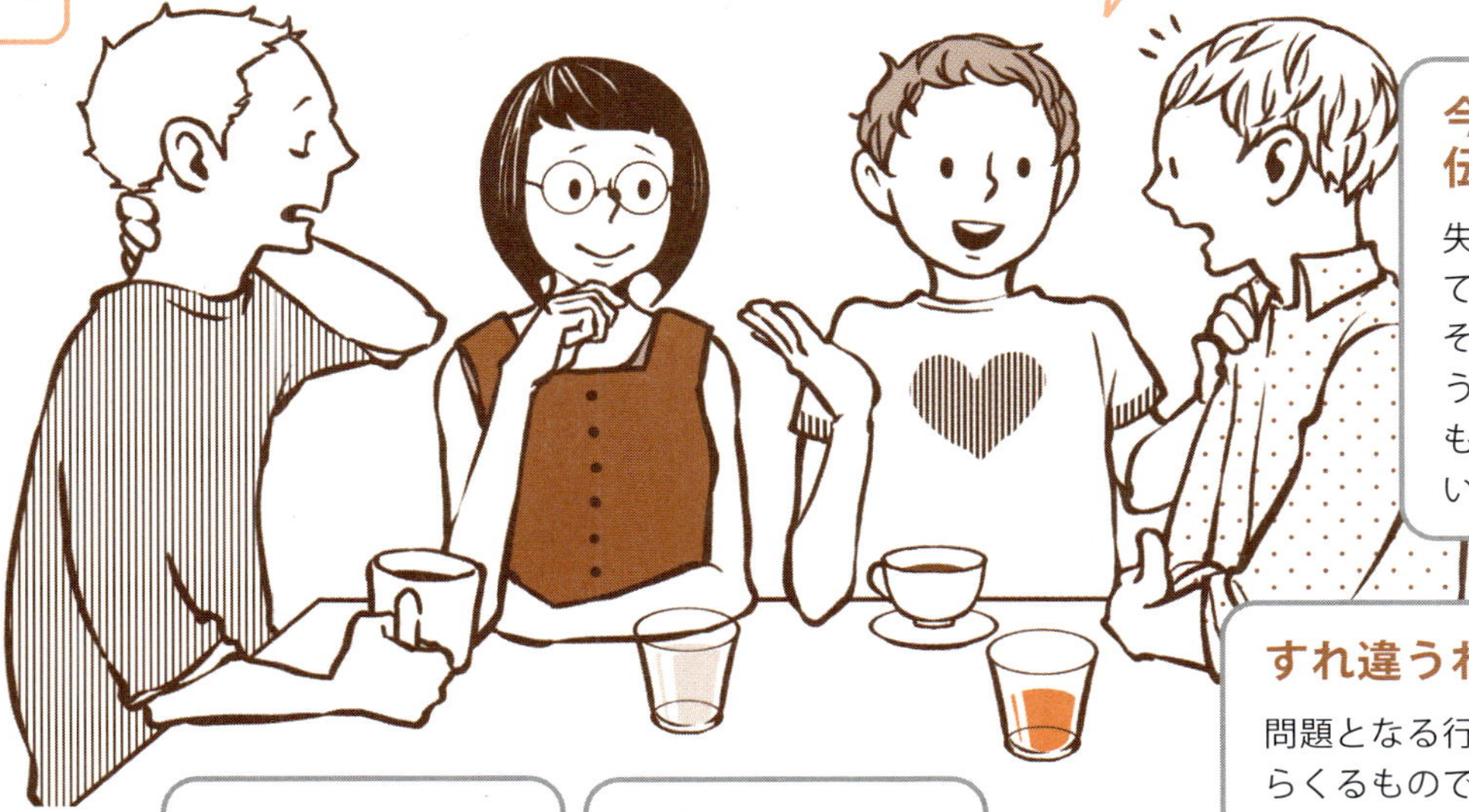

今後の対策を伝えあう

失礼な態度は注意してほしいと伝える。その際、具体的に言うか、メモに書いてもらうと理解しやすいことも教えておく

すれ違うわけを説明する

問題となる行為は、配慮不足からくるもので、悪意があるわけではないことを周囲に伝える

お互いに謝罪する

日頃のすれ違いについて、お互いに素直に謝る。特性があるから、と開き直るのはよくないこと

誤解をとくチャンスにする

話しあいを通じて、態度への誤解をとく。場合によってはアスペルガー症候群の説明もおこなう

まわりの人と打ちとける

友達との交流をあきらめない。自分のことをわかってもらう。近寄りがたい人だという評価を変える

集団での孤立感

人と同じようにできず、悩んでいる

アスペルガー症候群の人には、まわりの人が当たり前のようにおこなっていることが、自分にはできないという悩みがあります。

ケース例

人と違うことばかりするDさん

なにをするにも自分勝手なDさん。まわりにあわせることを知りません。喫茶店で店員を困らせ、友達に恥ずかしい思いをさせても、我が道を行きます。

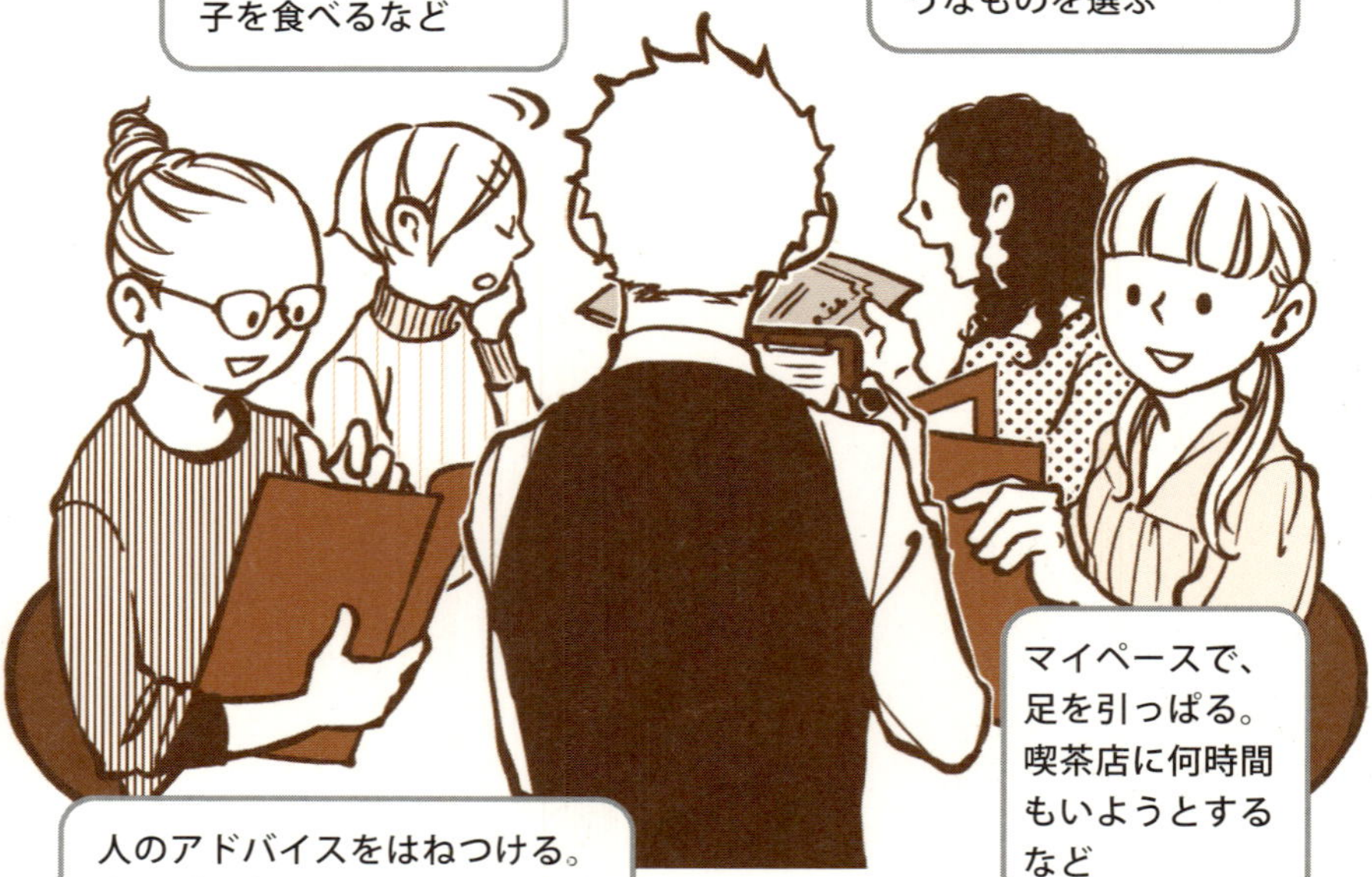

喫茶店で注文を聞かれたとき、自分はなにも飲みたくないと答える。常識が身についていない
場違いなことをする。喫茶店で持参した菓子を食べるなど
食事や買い物などのとき、状況にあわないようなものを選ぶ
人のアドバイスをはねつける。自分が不自然だと思っていない
マイペースで、足を引っぱる。喫茶店に何時間もいようとするなど

本人の気持ち

自分には自分のやり方がある

違法行為をしているわけでもないのに、まわりからくどくどと注意され、憤《いきどお》りを感じている。自由を尊重してほしいと思っている

目立とうとしているわけではない

自分勝手な行動をして目立ってしまうのは、社会性の乏しさを抱えているからです。

アスペルガーの人は社会意識が低く、どうするのが常識的で、なにをしたら目立つのか、理解していないことがあります。それで人と違うことをするのです。わざとやっているわけではありません。

仕方なく笑ってごまかすことも

発達障害に気づいていない人の場合、自分が浮いた存在だということはわかっても、そのわけがわかりません。自分には欠陥があると思って、落ちこみがちです。

自分に失望していて、人前で失敗すると仕方なく、笑ってごまかすという人もいます。

自信をとりもどすためには、特性への理解が必要です。

特性

ソーシャルスキルが未熟

子どものころから社会性に乏しいため、社会的なスキルが身についていない。とくに未経験のシチュエーションに対応できない

自分は自分らしくあるだけで、目くじらを立てるまわりが悪いと考える

理解されないことに憤り、社交の場に出なくなる。人嫌いになる

自分は悪くないと思いこんでいると、悪循環にはまる

マイペースが過ぎる

誰にでもマイペースなところはありますが、アスペルガー症候群の人は、それが極端で、つねにマイペースです。そして、自分だけ極端だということに、気づいていないのが特徴的です。

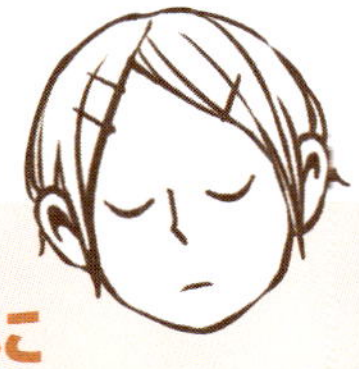

心理的な背景

まわりにあわせようという気がない

自分が目立っていることや、まわりへの配慮が足りないことに、問題意識をもっていません。ですから、風変わりな行動がなかなか減らず、周囲からの注意にも耳を貸しません。

集団での孤立感

余計なことを言って、浮いた存在に

コミュニケーション、社会性の問題が大きい人は、空気を読むのが苦手です。周囲から「いつもひと言、余計だ」と苦言を呈されます。

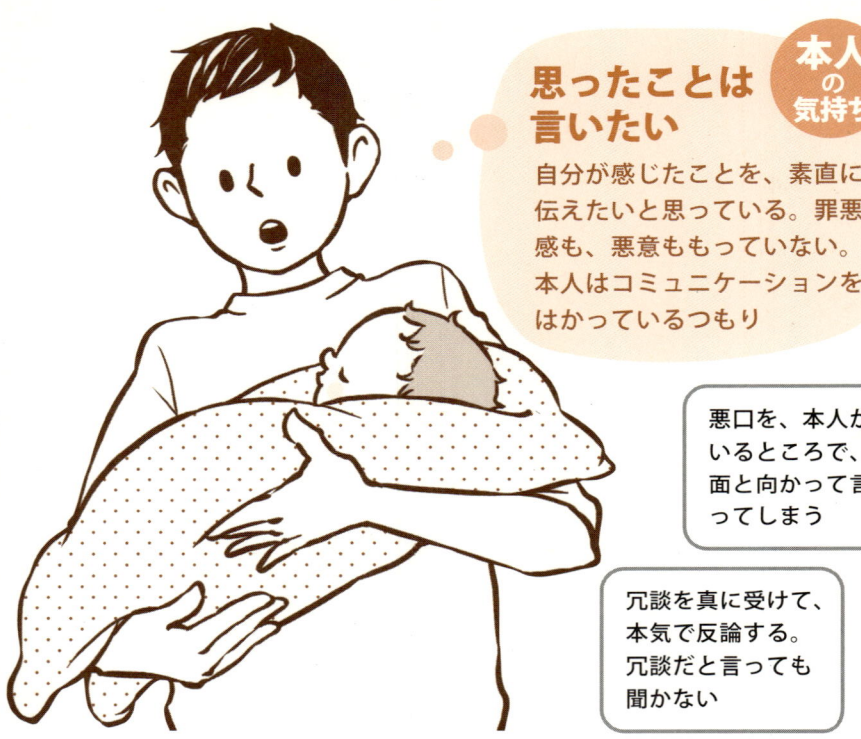

本人の気持ち

思ったことは言いたい

自分が感じたことを、素直に伝えたいと思っている。罪悪感も、悪意ももっていない。本人はコミュニケーションをはかっているつもり

悪口を、本人がいるところで、面と向かって言ってしまう

冗談を真に受けて、本気で反論する。冗談だと言っても聞かない

会話が落ち着いたときに、言わなくてもよいことをつけたす

兄夫婦の赤ちゃんに会いにきた弟。「お母さんに似て、鼻がつぶれているね」などと、余計なことを口走る

性格が過激だと思われてしまう

本人には、悪口を言っているつもりはありません。思いを表現しているだけで、他意はないのです。しかしそうは言っても、人の容姿や行動に文句をつければ、トラブルになるのは当たり前です。

トラブルが続けば、性格が過激で付き合いづらい人だと思われてしまうこともあります。

そのような誤解を防ぐために、自分にはどのような言語感覚があり、なにを注意すればよいか、把握しておく必要があります。行動様式を調整することによって、ある程度、空気の読める人になれるはずです。

人間関係の維持が困難に

特性に気づいて対処しないと、悪口や文句をめぐるトラブルが頻出します。次第に、謝っても人間関係を維持できなくなります。

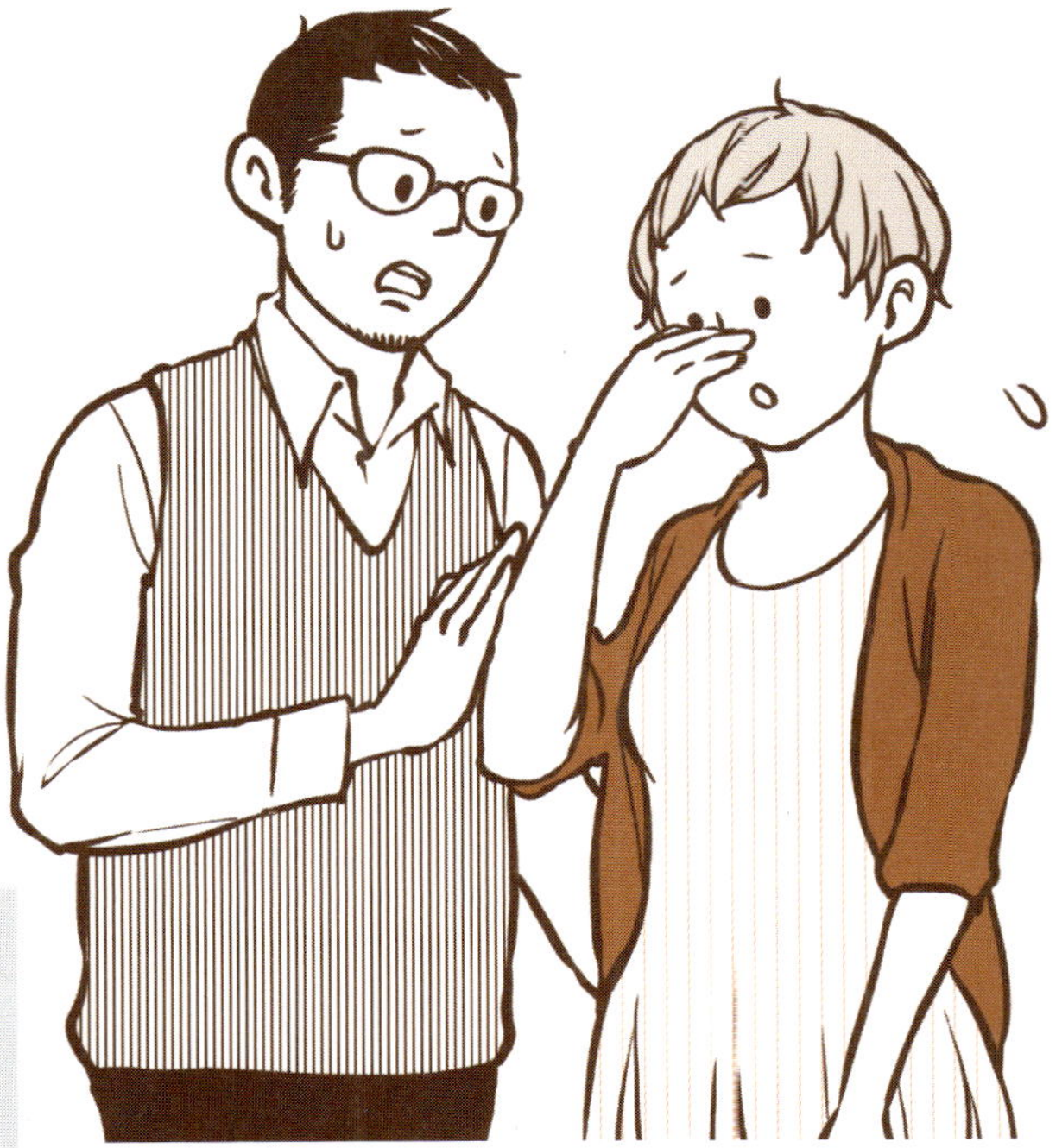

ケース例

人から「天然ボケだ」と言われる

余計な発言を、まわりが楽しく受け入れ、「天然ボケ」「おもしろい人」などと評価してくれる場合があります。笑われてしまいますが、人間関係には悪影響はありません。

ケース例

「口が悪い人だ」と嫌われる

発言が人を怒らせ、トラブルになる例も多々あります。言葉の問題があるために、家族や教師、上司から嫌われてしまう人もいます。

心理的な背景

やめたいけど、なかなかなおらない

注意されたり、笑われたりするのが苦痛で、失言癖をなおさなければいけないと考えます。しかし、ふとした調子に余計なことを言ってしまい、なかなか改善できません。

特性

言語感覚が人と異なる

言葉を字義通りにつかう傾向がある。お世辞を言ったり、表現をぼかしたりすることが苦手で、事実をそのまま伝えようとする。それがトラブルにむすびつく

うまく話せないことに嫌気がさし、会話をすること自体を拒むようになる

子ども時代は

いじめにあい、人間関係に悩んだ

アスペルガー症候群の人には、子ども時代にいじめを受けたという人が、驚くほど多くいます。人間関係のトラブルが主な原因です。

幼児期

ひとり遊びが好き

みんながマイペースな幼児期には、いじめの問題は少ない。ケンカは多少起きるが、周囲との衝突よりも、ひとり遊びが目立つ。

小学校

足を引っぱっていた

集団行動が増えるにつれ、まわりの子との違いが目立つように。勉強や運動、生活面で足を引っぱり、からかわれていた。

できごとの例

- 遊びに誘われても興味を示さず、自分の好きなことをしていた
- 積み木やミニカー、おはじきなどを並べる遊びに熱中した
- 図鑑や絵本、好みの機械をながめているのが好きだった

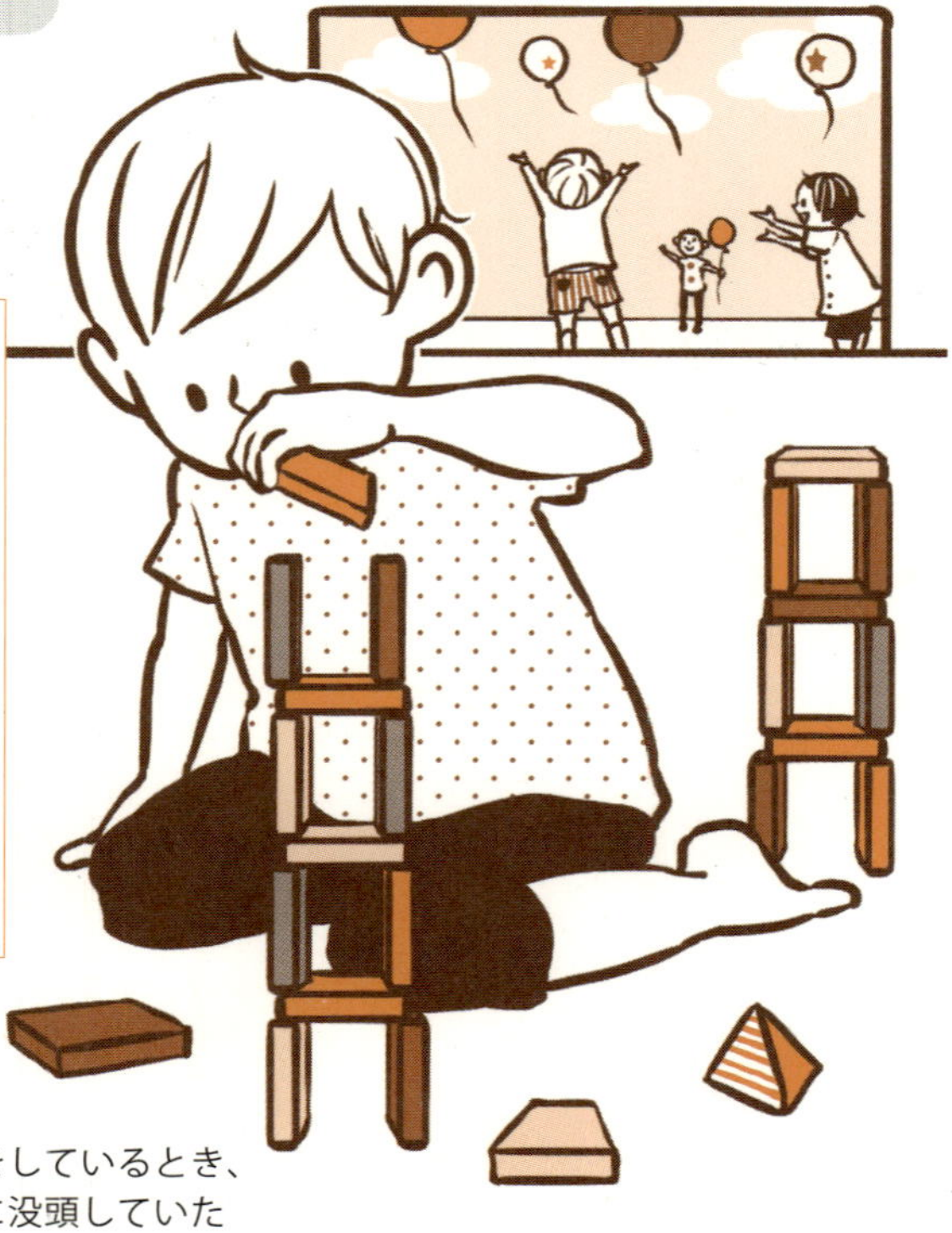

みんなが外でいっしょに運動をしているとき、ひとりで室内に残り、積み木に没頭していた

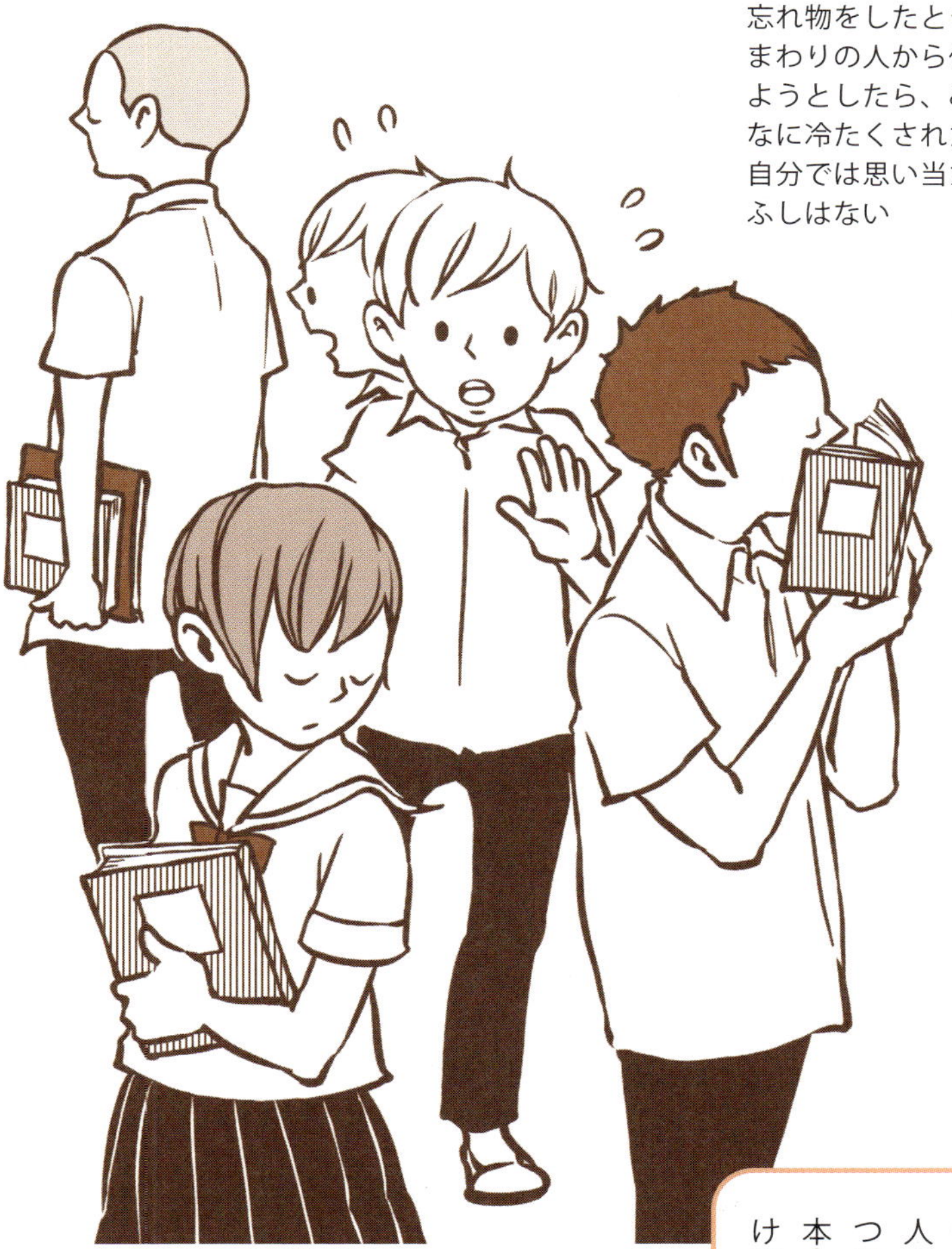

忘れ物をしたとき、まわりの人から借りようとしたら、みんなに冷たくされた。自分では思い当たるふしはない

できごとの例

- 人間関係のトラブルが多く、じょじょに相手にされなくなった
- 失敗ばかりで同級生から「生きていても仕方ない」と言われた
- 努力しているのに結果が出ず、誰にも認めてもらえなかった

中学・高校

いじめが明確に

行動様式が変わっていることに注目が集まり、いじめを受けた。言動がおかしいと指摘され、笑われたり、否定されたりした。

中学・高校以降

いじめが続く

学年が進んでも、いじめが続いた。高校に進学し、それまでの知りあいがいない環境でも、からかいや、いじめの対象になった。

いじめられる子に責任はない

アスペルガー症候群の子は、同級生と足並みをそろえて行動することが苦手です。それが、いじめの原因のひとつになっています。

しかし、協調性がないのは、特性の影響があるからです。本人の能力や気力の問題だと決めつけて、あげ足をとるように、本人の責任を追及することはさけてください。

興味のないイベントは楽しめない

興味や関心が、極端にかたよっています。自分の好きなことには熱中しますが、そうでないことには、ぞんざいな態度をとります。

ケース例

行事にきちんと参加しないEさん

Eさんはパーティーや式典に、最初から最後までおとなしく参加することができません。途中退席したり、文句を言ったりします。

本人の気持ち

自分にはつまらない

知らない人の話を聞いてもおもしろくない、自分にとっては意味がない、時間の無駄だ、などと考える

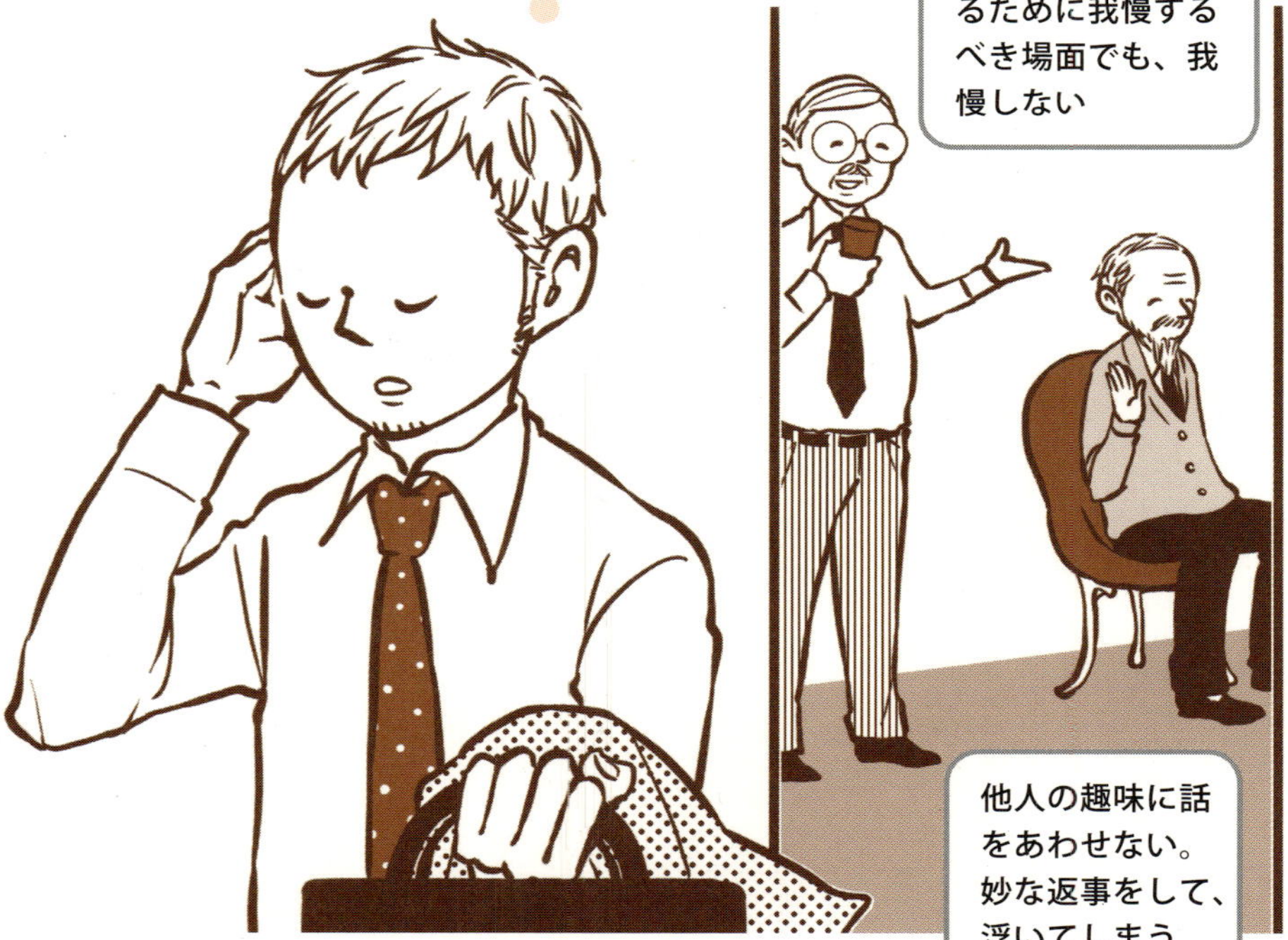

人間関係を維持するために我慢するべき場面でも、我慢しない
他人の趣味に話をあわせない。妙な返事をして、浮いてしまう
居心地が悪いところには長居しない。無断で退席する
繁華街やイベント会場など、人ごみに行くことをさける

恩師のパーティーで、関係者がスピーチをしている最中に黙って帰ってしまう

疎外感を抱く場合も

ほかの人が不満をみせずにこなしていることが、自分にはできないため、孤立感や疎外感を抱きがちです。自分の価値基準はおかしいのではないか、と悩むこともあります。

特性

興味のかたより

想像力に乏しい。好きなことには情熱を傾けるが、そうでないものに対しては、気がまわらない

興味の問題に、社会性の乏しさも関わってくる ＋

- 社会経験が少なく、人にあわせることや我慢が身についていない
- 人ごみは情報過多で、いるだけで疲れる。疲れて帰ってしまう場合もある
- 情報の多いところでは、人の顔をみわけにくい。知人に気づかず帰ってしまう

心理的な背景

自分の価値基準がすべて

まわりの人が驚くような大胆な行動をとるのは、価値基準が独特の形で確立されているから。それ以外の生き方ができなくなっています。

慣例にそわず、自分勝手に動く

社会には、なにをするにも慣例というものがあります。大多数の人は、慣例を意識して、目立たないように行動をします。

アスペルガーの人には、それがうまくできません。大切な用事をすっぽかして、自分勝手な人間だと思われがちです。

好きなことにだけ熱意をそそぐ

社会常識にしたがわず、好きなことばかりしているのは、興味や関心がかたよっているからです。

本人には、わがままな行動をしているつもりはないのですが、それはなかなか理解されません。周囲の人との間に軋轢《あつれき》が生じて、疎外感を抱くようになります。

楽しすぎても問題に

アスペルガーの人は、興味をもてない場所が苦手です。つらいという態度をあからさまに出し、トラブルになりがちです。

しかし、反対に好きな場所でも、人と衝突することがあります。楽しすぎて熱中し、人の迷惑をかえりみずに行動したり、気がたかぶって混乱するためです。興味があれば冷静に行動できるわけでもないのです。

どう考えるべきか

ルールやマナーをマニュアルで学ぶ

集団行動に適応していくためには、適切な行動を一つひとつ覚えて、自分のなかに社会のルールを記憶として蓄積していくことが効果的です。

考え方　ルールを記憶していく

人から誘われたり、大勢の集まる場に行ったりしたときのふるまいを、パターンで記憶します。規則的に覚えておけば、極端に目立つ行動を減らせます。

大学生同士の飲み会に誘われた

マニュアルで覚えた対応は、ほかの場面でも役立つ

- 過去に参加したことがある → **とくに不安もなく、参加したければ、そう伝える**
- 初めてのことで、不安がある → **興味があれば、質問して準備をしてから参加する**
- わずらわしい。行きたくない → **失礼のないように断る。返事の仕方を覚えておく**
- どんな誘いなのか、わからない → **わからないことは素直にたずねる**

POINT

なにもかも覚えなくてもよい

集団行動のルールをすべて覚えることなど、できません。社交の場である程度、行動できるようになればよいのです。できる範囲で覚えていきましょう。

行動にうつす　ルールを形にする

アスペルガー症候群の人は、絵で考えたり覚えたりすることが得意な、ビジュアル・ラーナー（絵で学ぶ人）です。想像するのは苦手ですが、形あるものなら理解できます。

POINT

積み重ねるように、コツコツと

引き出しにものを入れるように、少しずつ、コツコツと記憶を蓄積していきましょう。いっぺんに覚えるのは困難です。あせらず、一つひとつ丁寧に練習します。

ソーシャルスキルを実践的に鍛える

社会性の乏しさを注意されて、「今度からはがんばろう」と思っても、特性があるため、生き方は簡単には変えられません。

ただ意識するだけではなく、実際に練習をして、マニュアル的に学びましょう。アスペルガーの人は、目でみて覚えることが得意です。文字や絵で、社交のマナーを理解するとよいでしょう。

苦手な生き方をやめて、得意な生き方に替えるのだと考えて、とりくんでください。

専門家に相談

自分にあった学び方がわからないときは、発達障害の専門家にアドバイスを受けるとよい

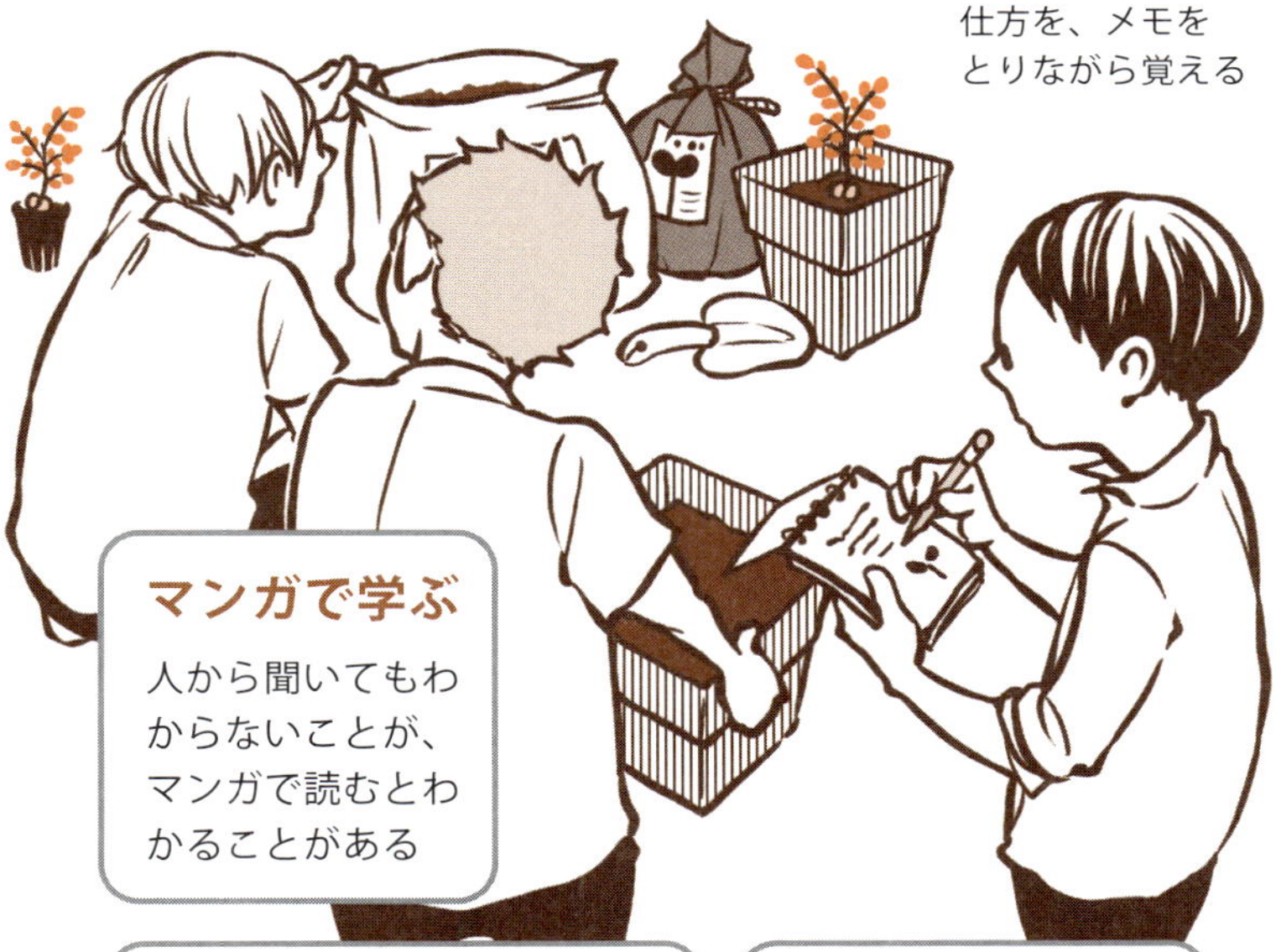

植物の手入れの仕方を、メモをとりながら覚える

マンガで学ぶ

人から聞いてもわからないことが、マンガで読むとわかることがある

例外を知る

覚えたことがすべてではない。規則が崩れても混乱しないよう、気持ちの準備をする

道具を使う

メモ帳やイラスト入りのカード、写真などを使うと覚えやすい

どう考えるべきか

ひとりで動ける行動力をいかす

空気を読めずに集団から浮いてばかりいるというのは、裏を返せば、まわりに流されず、自分らしく生きられるということでもあります。

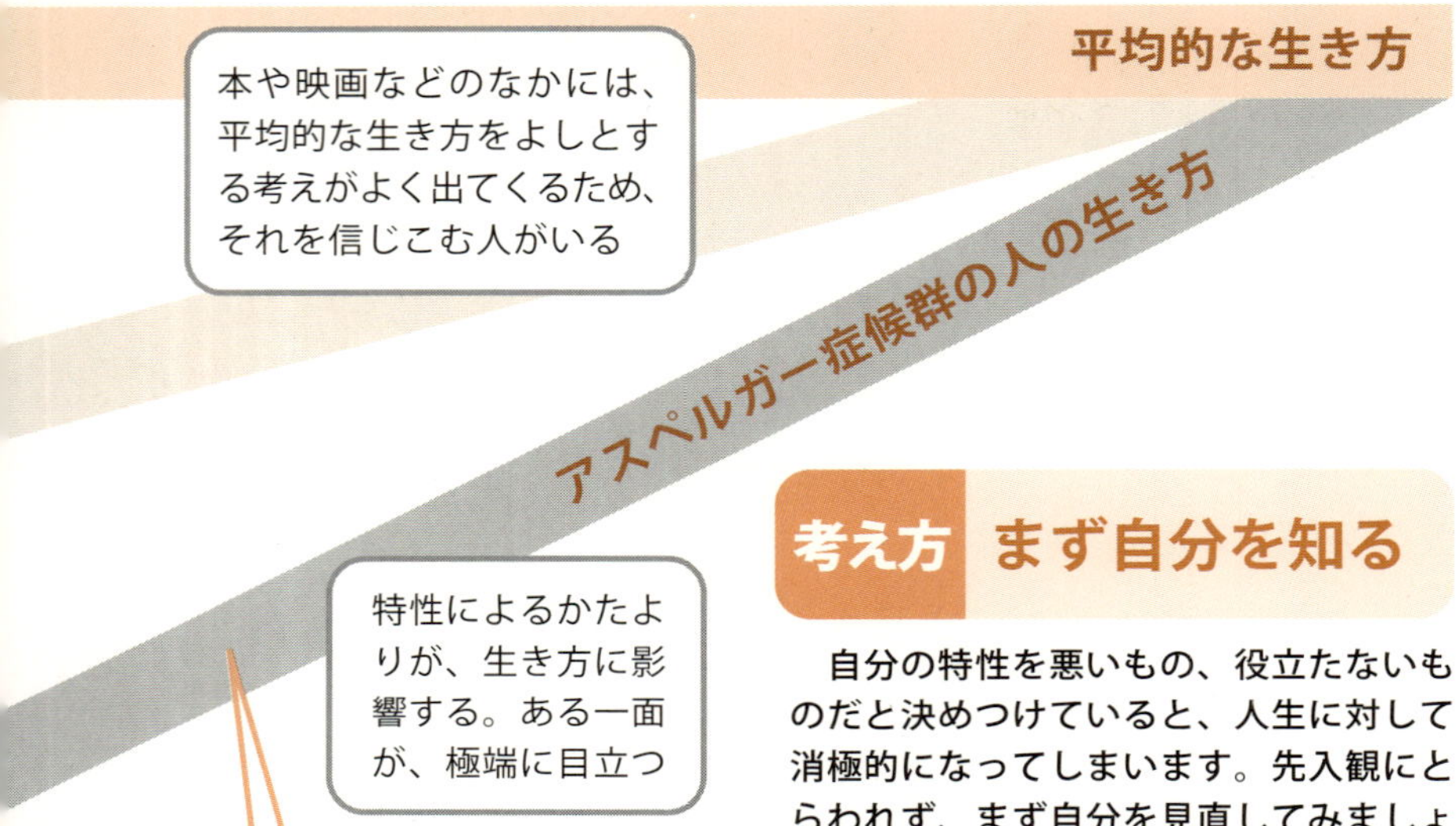
平均的な生き方
本や映画などのなかには、平均的な生き方をよしとする考えがよく出てくるため、それを信じこむ人がいる
アスペルガー症候群の人の生き方
特性によるかたよりが、生き方に影響する。ある一面が、極端に目立つ

考え方 まず自分を知る

自分の特性を悪いもの、役立たないものだと決めつけていると、人生に対して消極的になってしまいます。先入観にとらわれず、まず自分を見直してみましょう。特性には、よい面もあるはずです。

POINT 自分にできることを理解する

自分の人生をみましょう。理想の人生にとらわれて、できないことを追い求めていては、自分を苦しめます。自分にできることを、考えましょう。

人に流されない強さを大切に

アスペルガー症候群の人は、子どものころから人付き合いや集団行動に困難を抱えながら生きています。失敗体験を積み重ね、大人になるころには気難しくなるという人が、少なくありません。

そのいっぽうで、集団に適応できないことをよい意味でいかす人もいます。興味への熱意を勉強や仕事にむすびつけ、人に流されずに個性的な力を発揮する人です。

社交が苦手だということを自覚したうえで、会話や交渉は人にまかせ、自分は自分にできることをしようとすると、案外にうまく生きられるものなのです。

行動にうつす　生き方を少しだけ変える

「行動力をいかす」と言っても、こだわりを押し進め、極端に個性的な生き方をしようという話ではありません。個性を大切にしながら、一般的な生き方、ルールにも目を向け、生き方を少し変えましょう。

POINT 「ふつう」を目指すのをやめると楽になる

「ふつう」の生き方を目指すのは、大変なことです。個性を受け入れ、社会常識も学んで、その両方がいきるような着地点を探すことが、生涯の課題です。

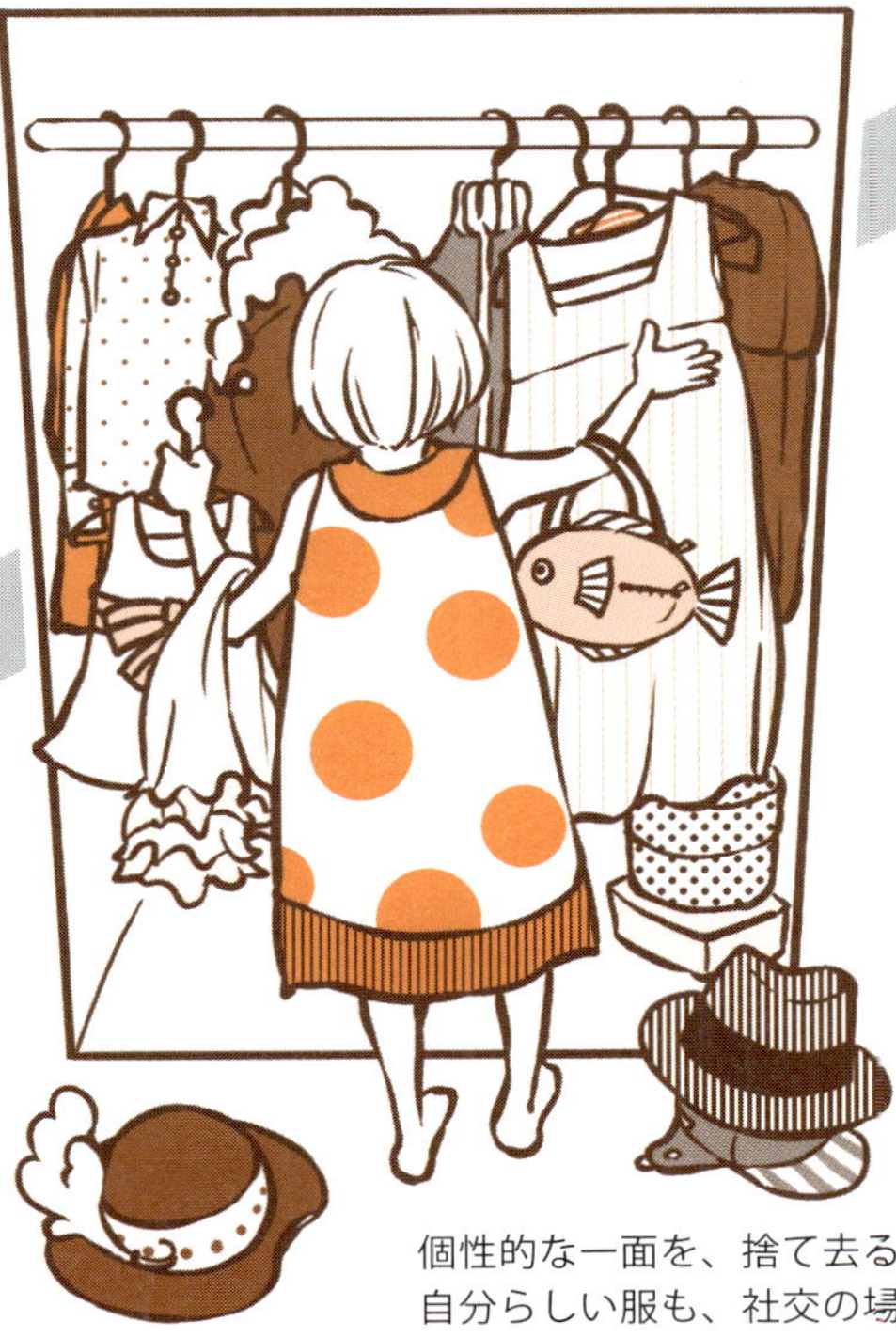

個性的な一面を、捨て去る必要はない。自分らしい服も、社交の場の服も大切に

まわりからも歩みよってもらう

自分だけが努力をするのではなく、家族や友人にも協力してもらう。人生を尊重してもらう

自分にあった中間点を目指す。楽しく、苦痛を感じないで生きられることを最優先に

ソーシャルスキルを身につける

人間は社会的な生き物。他の人とともに生きていくためには、ある程度の社会常識と、そのためのスキルが必要

行動力はいかしていく

ほかの人にはない、自分だけの個性を、恥じる必要はない。周囲から浮くような特徴でも、否定しないで、いかしていく

column

友人に頼みたいこと

悪意がないことを知ってもらう

交友関係でもっとも大きな誤解は、
「性格が悪い」「口が悪い」と思われてしまうこと。
そのようなつもりはないのだと、きちんと説明をしましょう。

感情的な対立をさけたい

人間関係のトラブルを防ぐためには、感情的に対立し、ケンカ腰でやりとりすることをさけるのがもっとも効果的です。そのために、友人に頼みたいのが、理解者として見守ってもらうことです。

友人がアスペルガー症候群の人に悪意がないこと、苦手な分野があることなどを、よく理解したうえでフォローしてくれれば、大きな助けになります。

理解者がいて、意思がある程度通じれば、イライラすることも、人に失礼なことをするのも、減らせます。そうしてトラブルを一つひとつ予防していけば、じょじょに本人の自信も育っていきます。

友人にできる支援

理解

- アスペルガー症候群の人の真意を知る
- ひとりでいることも好きなのだと理解する
- ソーシャルスキルの不足を、把握しておく

理解に基づいて、
支援をしていく

支援

相談相手になる。困っているときには友人から問いかける

特性を理解する。知っているだけでも助けになる

ひとりで過ごす時間を尊重する。行事の欠席も、大目にみる

スキル不足をフォローする。方法を教え、できないことは代わる

3 職場に定着できない 無力感

自分では一生懸命がんばっているつもりなのに、
上司や同僚から「仕事ができない」
「常識や礼儀が身についていない」と批判されるのが、
アスペルガー症候群の人に多い悩みです。
よい人間関係が構築できず、職場を転々として、
じょじょに自信を失っていってしまいます。

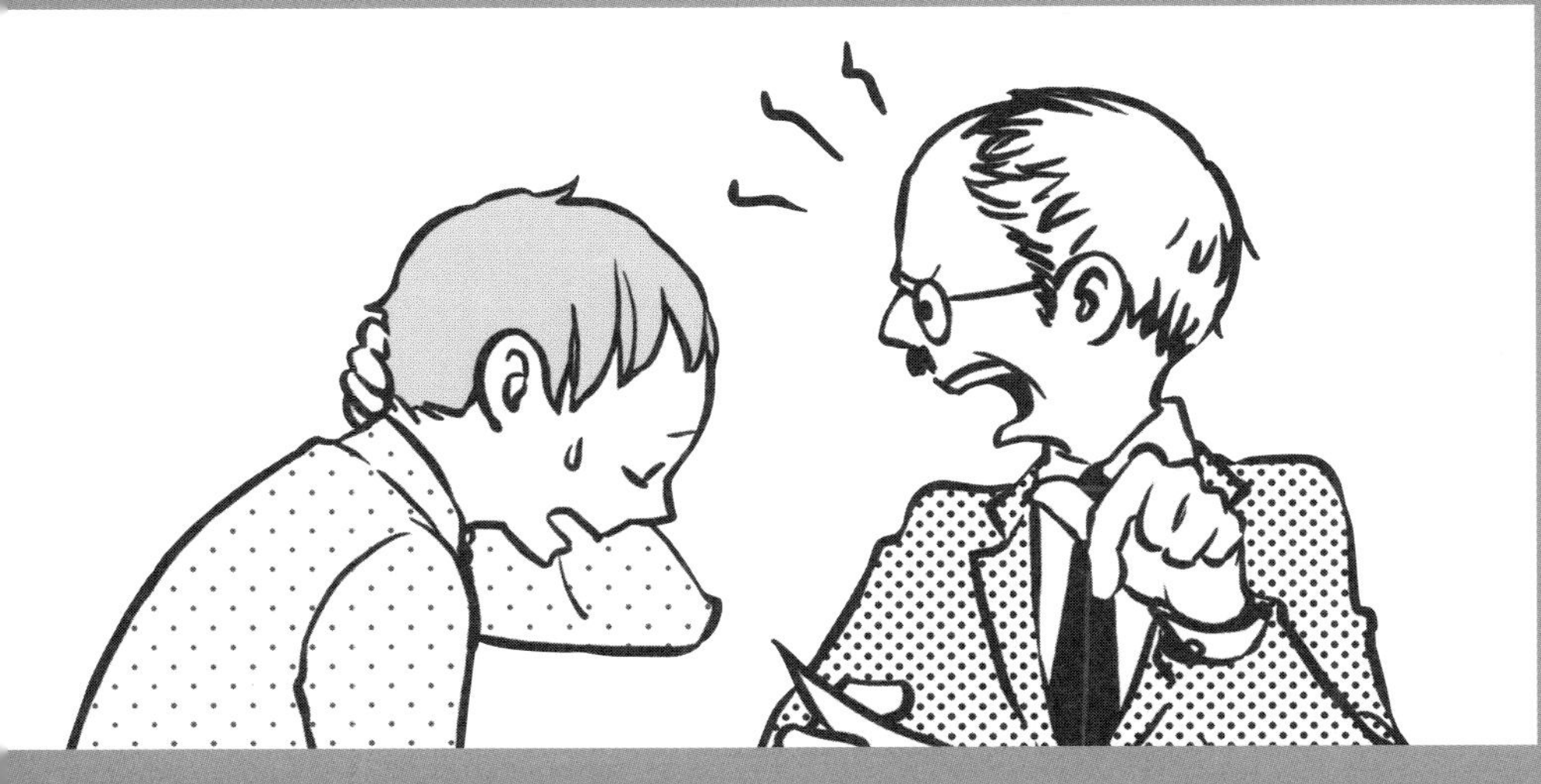

仕事への無力感

指示されないと、自分からは動けない

勤務中によく指摘されるのが「まわりがみえていない」ということ。アスペルガーの人には、周囲を気にせず、自分の仕事だけをこなす傾向があります。

ケース例

言われたことしかやらないFさん

仕事をこなす能力はあり、担当した業務への評価も高いFさん。優れた技術をもっていますが、それを自分の仕事にしか使いません。隣で同僚が困っていても無視。人間関係には難があります。

本人の気持ち

指示された通りにしている

自分は指示にきちんと対応している。間違ったことはしていないので、非難されるいわれはない

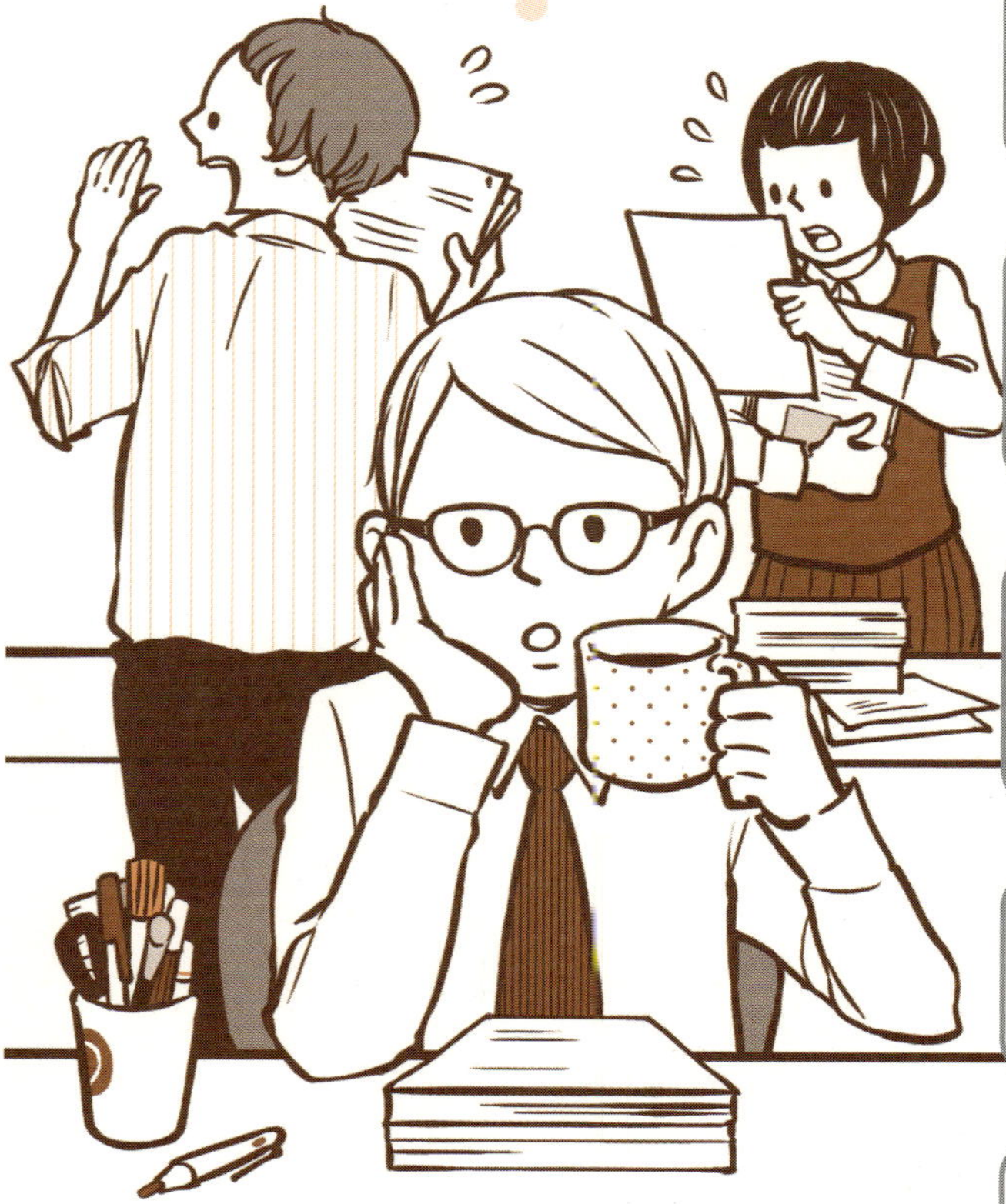

担当の業務が終わると、なにもしない。まわりの人が困っていても、どこ吹く風

指示されて、理解できたことはよくこなしている

↓

言われていないことは、一切おこなわない。仕事の幅が広がらない

↓

まわりに気をつかって、担当外の仕事を手伝うことも、一切ない

↓

自分の仕事しかしないことを、悪いと思っていない

↓

同僚に嫌われる。嫌われても、態度を変えない

怠けている自覚はない

まわりの人には「自分のことしか考えていない人」「要領よく怠《なま》ける人」と思われがちですが、本人にその自覚はありません。自分では、できるかぎりの力を発揮していると思っています。

心理的な背景

本人なりの真面目さがある

悪意をもってしていることではありません。まわりをみるのが苦手なのです。本人は真面目に勤めているつもりです。

特性

見通しが立てられない

想像力が弱く、先々の予定を想定できない。そのため、指示されていないことには気がまわらない

予定変更を嫌がる

変更に柔軟に対応するのが苦手。まわりの状況をみながら、作業を変えていくことが難しい

暗黙の了解がわからない

社会性に乏しく、世間の常識が頭にない。「指示がなくても、同僚が困っていたら手伝おう」と考えられない

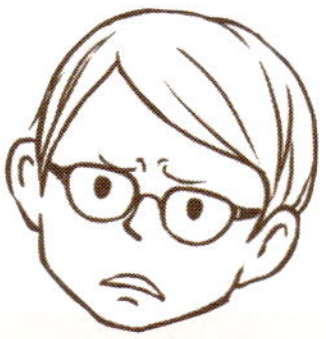

いくつかの特性が組みあわさって、働くときの視野を狭くしている

勤務態度が悪いとしかられる

本人は一生懸命、働いているつもりなのに、周囲の多くの人から「態度が悪い」と注意されます。自分の仕事にばかり集中して、まわりに気を配れないことが、不評をかってしまうのです。

このようなトラブルを抱える人のなかには、学生時代は問題なく過ごせていた人もいます。勉強はひとりでもできるからです。

社会に出て働くには、気配りが必要です。それが理解できず、職場でうまくいかなくなります。

「努力がたりない」と言われてつらい

仕事が身につかないことについて、努力不足を指摘される場合があります。努力ではなく特性の問題なのですが、本人も周囲もなかなか気づきません。

ケース例

努力してもミスが減らないGさん

Gさんは単純なミスをすることが多く、上司や同僚からよく注意されます。本人も反省して、ミスを減らそうと努力していますが、なかなか改善されません。まわりの人の我慢はもう限界です。

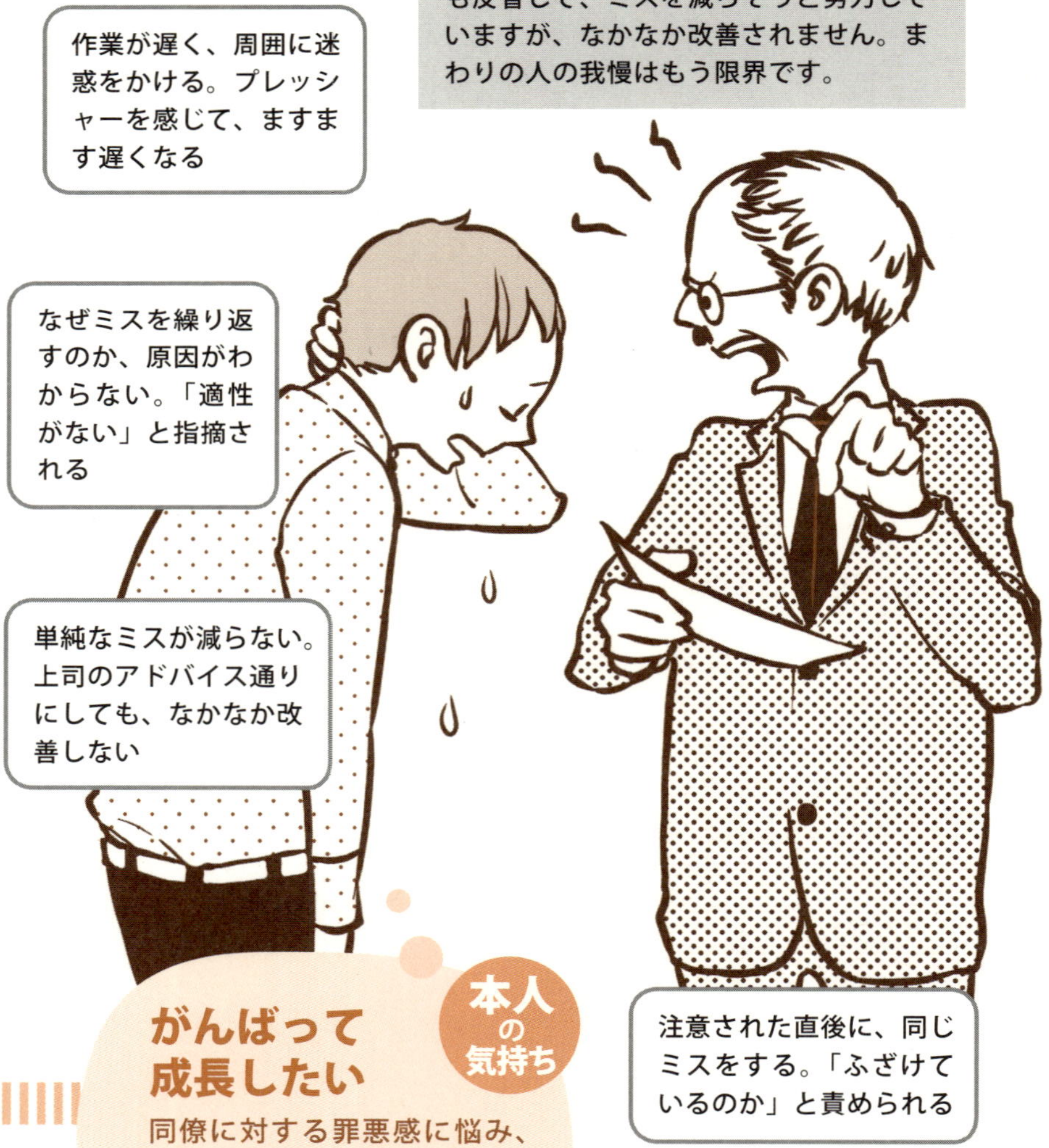
作業が遅く、周囲に迷惑をかける。プレッシャーを感じて、ますます遅くなる
なぜミスを繰り返すのか、原因がわからない。「適性がない」と指摘される
単純なミスが減らない。上司のアドバイス通りにしても、なかなか改善しない
注意された直後に、同じミスをする。「ふざけているのか」と責められる

毎日謝ってばかり。上司には「謝るだけでなく、反省しなさい」と言われてしまう

本人の気持ち

がんばって成長したい

同僚に対する罪悪感に悩み、どうにかして成長したい、ミスを減らしたいと思っている

本人もまわりも困っている

アスペルガー症候群の人は、自分にあわない方法で作業をしていると、失敗や勘違いがなかなか減りません。

努力しても直らず、周囲が働きかけても直らないため、本人もまわりも困ってしまいます。最初は大目にみてもらえても、ミスを繰り返せば、評価はじょじょに厳しくなっていきます。

努力や能力の不足ではない

本人もまわりも、努力や能力の問題だと考えがちですが、そうではありません。特性の問題です。

苦手な作業にどのような特性が関わっているか、その関連性が理解できれば、対応策がとれます。実際、アスペルガー症候群と診断されてミスの原因がわかり、安心したという人もいます。

特性

作業の同時進行ができない

複数のことを同時におこなうのが苦手。通常時はミスしない作業を、ほかの作業と同時進行すると失敗する

運動面に困難がある

体を動かすのが苦手。細かい動作も大きな動作もうまくできない。それを自覚せずに作業してミスをする

社会人として生きていく力がないと絶望して、やる気を失う

特性への対処が遅れると、気力が落ちていく

失敗するのがこわくて落ち着かず、判断力がさらに低下する

無力感をつのらせる

力不足を自覚していながら、それをどうすることもできない日々が続き、無力感がつのっていきます。まわりの人が簡単にしていることが、自分にはできないという悩みに苦しみます。

心理的な背景

がんばろうと思うだけでは解決しない

努力が結果に結びつかず、無力感を抱きます。がんばっても自分には解決できないと考えて、落ちこみます。

学生時代は

天才肌で、得意科目に自信があった

アスペルガー症候群の人のなかには、学生時代は優等生だったという人がよくいます。学校生活では、特性が問題にならない場合もあるからです。

幼児期

子どもなのに凝り性

保育園・幼稚園児のころから趣味がはっきりしていた。昆虫図鑑や電車の時刻表をながめることに凝っていた。

小・中学校

得意・不得意が目立つ

凝り性なところが、学習面に影響。得意科目と不得意科目に大きな差が開いた。漢字や歴史が好きで、暗記が得意だった。

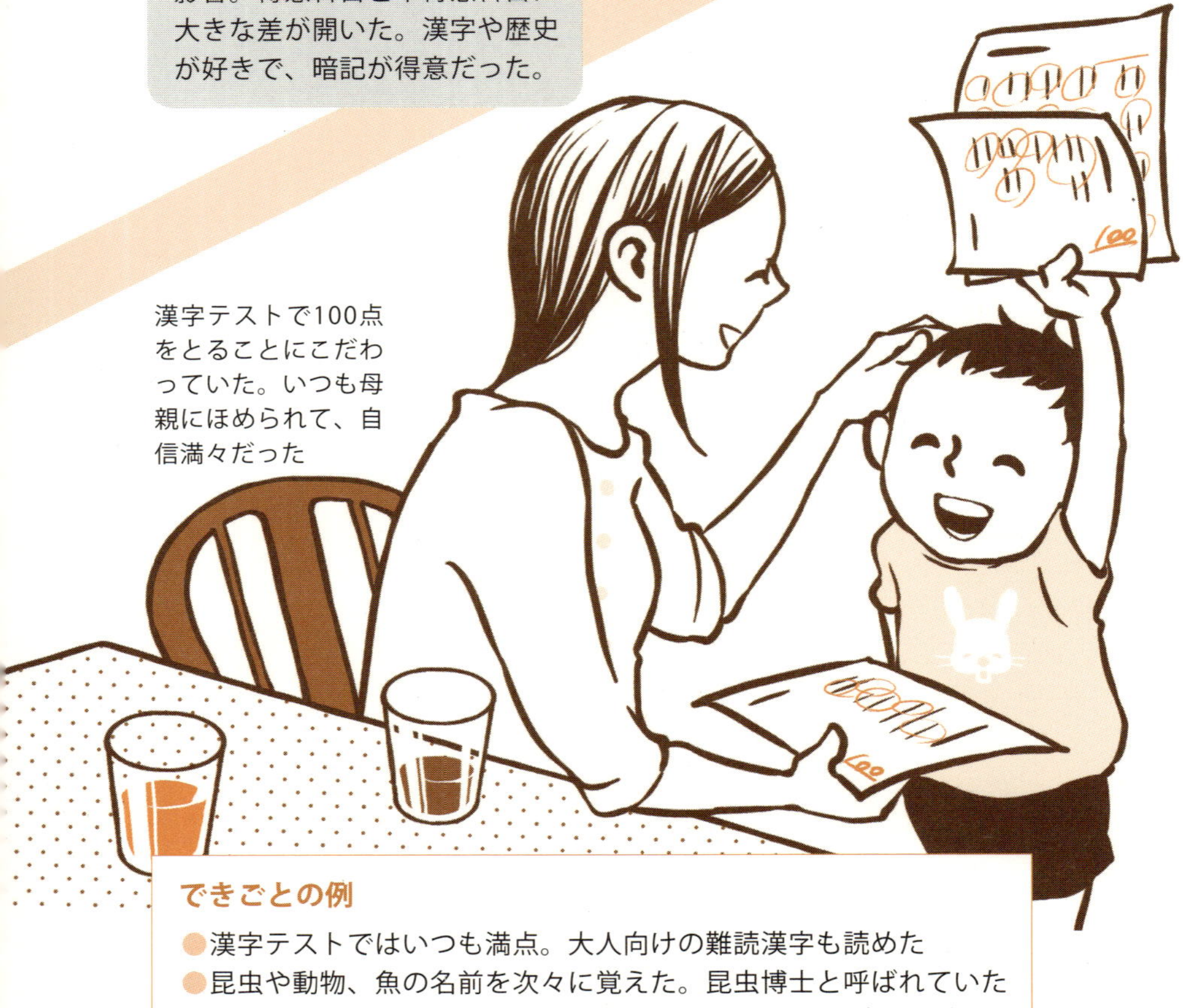

漢字テストで100点をとることにこだわっていた。いつも母親にほめられて、自信満々だった

できごとの例

- 漢字テストではいつも満点。大人向けの難読漢字も読めた
- 昆虫や動物、魚の名前を次々に覚えた。昆虫博士と呼ばれていた
- 嫌いな科目にはまったく興味なし。通知表には1と5が並んだ

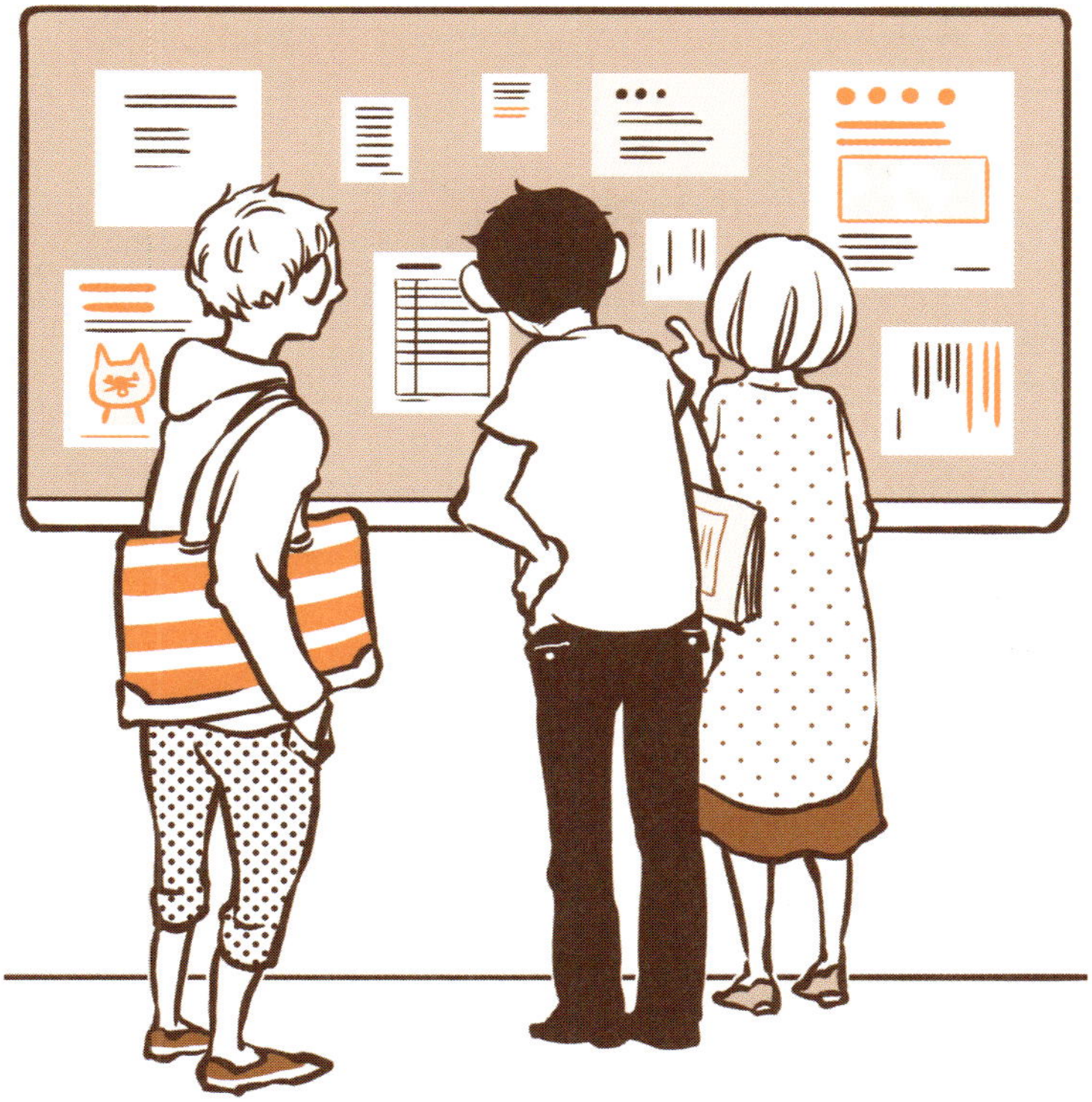

大学の休講情報は掲示板をみればわかった。
周囲に話しかけなくても、ひとりで行動できた

できごとの例

- 学校生活は時間割でこまかく区切られているため混乱しなかった
- 高校・大学ともに面接試験は苦手だったが、筆記試験の出来はよかった
- まわりの生徒や教師とほとんど会話しなくても、卒業できた

高校・大学

問題なく卒業

筆記試験も授業も、コミュニケーションが苦手でもある程度こなせる。得意分野の知識をいかせば、問題なく卒業できる。

アスペルガー症候群の子どもは天才児？

アスペルガーの子は、幼児期・学童期には苦手分野よりも得意分野が目立つ傾向があります。

少しくらいできないことがあっても、子どもだから当たり前だと考えられ、苦手分野には目をつぶってもらえます。

いっぽう、得意分野の知識は、幼い子にしては極端に優れているため、まるで天才児のようにみえるのです。

高校・大学以降

苦手分野が問題に

社会に出て、人間関係を築く必要が出てくると、トラブルが増えた。苦手な作業が多いことも、なにかと問題に。

融通がきかず、ひんしゅくをかう

アスペルガー症候群の人は、たいへんに真面目です。それがよい方向に発揮されているときはよいのですが、ときには、周囲の反感を招くこともあります。

本人の気持ち

自分は一切悪くない

約束を守っている自分が正しく、約束を破った相手に対しては、なにを言ってもよいと思っている

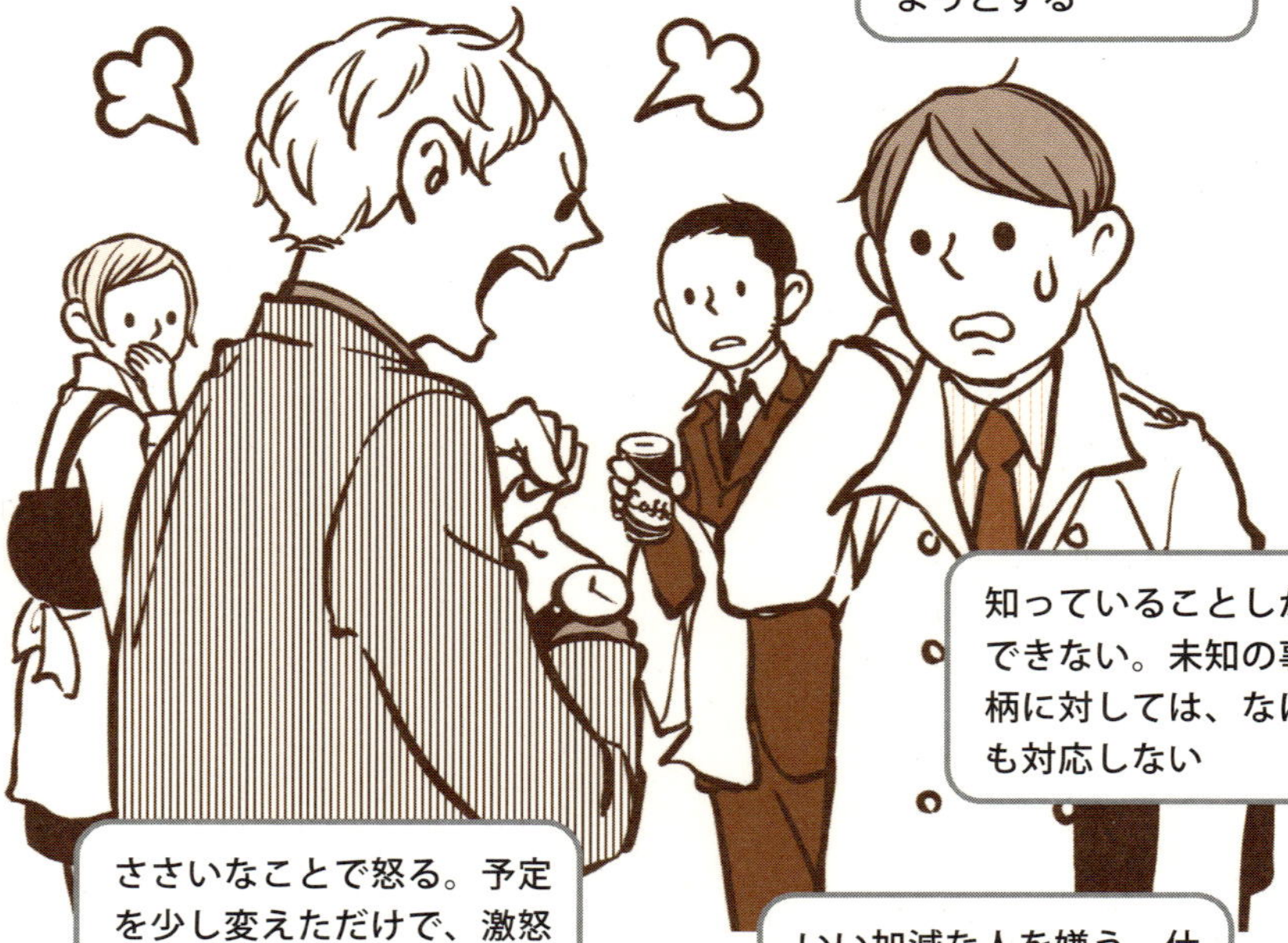
融通がきかない。相手が上司でも得意先でも、規則を守らせようとする
知っていることしかできない。未知の事柄に対しては、なにも対応しない
ささいなことで怒る。予定を少し変えただけで、激怒して罵《ば》詈《り》雑言《ぞうごん》をあびせる
いい加減な人を嫌う。仕事に問題がない範囲のルーズさでも、許さない

打ち合わせに2、3分遅れただけで怒り出す。大事な用件ではないにもかかわらず

ケース例

時間にこだわり、すぐに文句を言うHさん

Hさんは、約束や規則に厳しい人です。決まりごとに反するのは社会人として失格だと考えていて、自分だけでなく、周囲にも遵守を徹底させます。こだわりが強すぎて、同僚に厄介がられています。

決まりごとを絶対視する

規則性や同一性に、強いこだわりをもっています。なにごとも、いつも通りだと安心し、例外的なできごとがあると、激しく混乱します。想像力が弱いために、そのような行動様式になってしまいます。

自分なりの秩序を守っている

アスペルガー症候群の人は、安心できる環境や不安を感じるポイントが、周囲の人と異なります。そのために、行動様式に特徴があり、ほかの人にはないこだわりをもっているのです。

その特徴は、本人なりの秩序といってもよいものです。独自の世界で、独自の秩序を守って生きているのだと考えてください。

本人と周囲の人が、その秩序をよく理解できれば、こだわりによる衝突は減るでしょう。

心理的な背景

柔軟な考え方ができない

「約束と違うけど、大目にみよう」と考えることができません。状況や相手の感情に配慮せず、規則を最優先します。

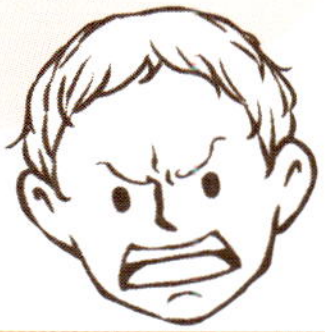

特性

規則・習慣通りだと安心する

独特の秩序をもって生きている。自分にとって大切な規則・習慣を維持することに強く価値を置く

↔

例外・変更に不安を感じる

想像力が弱いため、例外的な事態が起きると、強い不安を感じる。それをさけるために、規則を守る

規則への安心感と例外への不安が相互に作用し、こだわりを強化している

決まりを守りたがる。約束を軽視する人にはイライラする

周囲の人にも予定通りの行動を求める。それが当然だと思っている

時刻や手順にこだわりすぎて、仕事が遅くなる。時間を無駄にする

自分勝手で余計な要求が多い人だと言われ、人間関係が破たんする

どう考えるべきか

指示があれば、期待に応えて働ける

「指示がないと動けない」ということは、裏を返せば「指示さえあれば、怠けず動く」ということでもあります。考え方を変えて、長所をいかしましょう。

考え方　まわりにフォローしてもらう

フォローしてもらうのは、恥ずかしいことではありません。障害のある・なしにかかわらず、誰しも、弱点を人にフォローしてもらいながら生きています。自分にはどのような支援が必要か、考えてみてください。

POINT

苦手なことは手伝ってもらう

「できないことがある」と認めて、それを受け入れます。ひとりでがんばろうとしないで、同僚に手伝ってもらいましょう。お互いのよいところをいかせるような関係を築いていきます。

できない	→	できる
指示がないと、作業できない。曖昧《あいまい》な指示も苦手	→	具体的な指示があれば、その通りに作業できる
歩けない人はなんらかの支えがないと移動しづらい	→	車いすを使えば、ひとりでも広範囲に移動できる

歩けない人に支えが必要なように、アスペルガーの人には支援が必要

力を発揮するためには助言が必要

アスペルガー症候群の人は、必ず優れた力をもっています。しかし、その才能は、ひとりではなかなか発揮できません。

彼らはコミュニケーションも、社会意識をもつことも、苦手だからです。力はあっても、それを集団のなかで使うためのソーシャルスキルがたりないのです。

自分にできないことを知り、その部分を周囲の人に協力してもらって、はじめて本来の力が発揮できます。

それはつまり、的確な指示や助言さえあれば、優秀な社会人になれるということでもあります。

行動にうつす　指示の受け方を変える

どのような指示があれば力を発揮できるか、具体的に考えて、周囲に提案します。自己中心的な依頼にならないよう、家族や友人の意見を聞きながら決めていくとよいでしょう。

POINT
指示の仕方を変えてもらう

指示の形式によって、理解度が変わることを説明します。自分にとってわかりやすい指示はどのようなものか、周囲に伝えましょう。特性の影響は人によって異なり、自分なりの方法を探す必要があります。

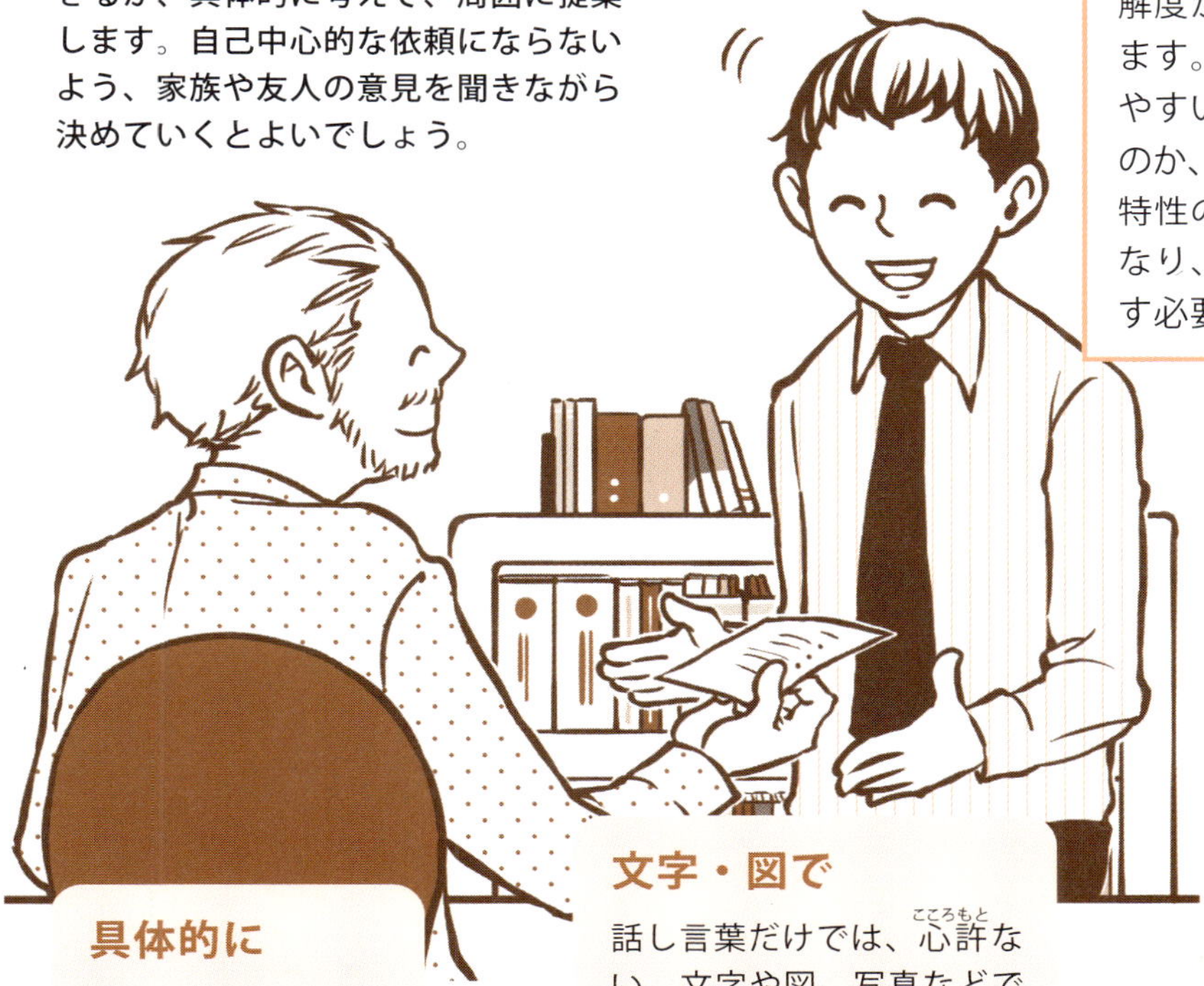

口頭の指示を聞きとるのが苦手なら、指示をメモで渡してもらう。それだけでミスが減る

わかりやすい指示

具体的に
回数や範囲などを数値で具体的に示してもらう。迷いが減って作業が的確に

文字・図で
話し言葉だけでは、心許《こころもと》ない。文字や図、写真などで情報を補足してもらう

ひとつずつ
複数作業の同時進行をさけるため、指示はひとつずつ出してもらう。混乱が減る

ひと言で
必要なことだけ指示してもらう。余計なことに気をとられるためのミスが減る

肯定的に
注意や否定ではなく、正解や代替案を示してもらう。完成形がわかれば作業できる

どう考えるべきか

規則正しい行動を仕事につなげる

アスペルガー症候群の人の長所のひとつが、真面目なところです。真面目さがいきる仕事なら、自信をもって、周囲と調和しながら働けます。

考え方　よい面に目を向ける

「自分にはなにもできない」と考えるのは間違っています。必ずできることがあります。特性のうち、よい面に目を向けましょう。

POINT

仕事にいかせることがある

特性のなかに、仕事にいかせることが必ずあります。興味のあること、学生時代に得意としていたことが役立たないか、考えてみましょう。

得意なこと

興味のかたよりや規則性、正確性がいきること。人間関係が複雑にならないこと

- 得意分野の知識をもつ
- 書類や部品を記憶して判別する
- 規則を厳格に守る
- 無駄話をしない
- 特殊な芸術作品をつくる

苦手なこと

コミュニケーション能力、想像力、社会性が要求されること。こまかな動作

- 大勢と対話をする仕事
- 予定を立てずに行動する
- 場面にあわせたふるまい
- 状況をみて、手を抜く
- 指示なしで動く

「会話が苦手」なのは「私語が少ない」「好きなことなら、いくらでも話せる」ということでもある。苦手なことも、見方を変えれば長所に

できることをいかしていく

アスペルガー症候群は、生来の特徴です。生活の変化や気のもちようで、根本的に変えられるものではありません。否定したり、消そうとしたりしないで、適度に受け入れていくことが大切です。

ですから、できない作業を無理して身につけようとすることよりも、得意分野をいかせる適職を探すことのほうが、アスペルガー症

候群の人にとっては建設的な判断だといえます。

　営業が苦手なら、営業しなくてもできる仕事につけばよいのです。そのくらい割り切って考えることも場合によっては必要です。

行動にうつす　規則的な作業をする

　アスペルガー症候群の人の適職として、よく挙げられるのが、パソコンや機械のエンジニア、書籍・書類の整理係などの、規則的な仕事です。知識と技能を必要としていて、想像力が弱くても適応できるからです。

正確性を求められること

パソコンや機械の操作、書類の整理など、繰り返しの作業に向いている

交渉以外の仕事

営業や交渉の仕事を人に任せ、実務担当として割り切ると、成功する

＝

決まりを守ること、守らせること

明確な決まりを守るのは得意。審査や確認の作業なら長所をいかせる

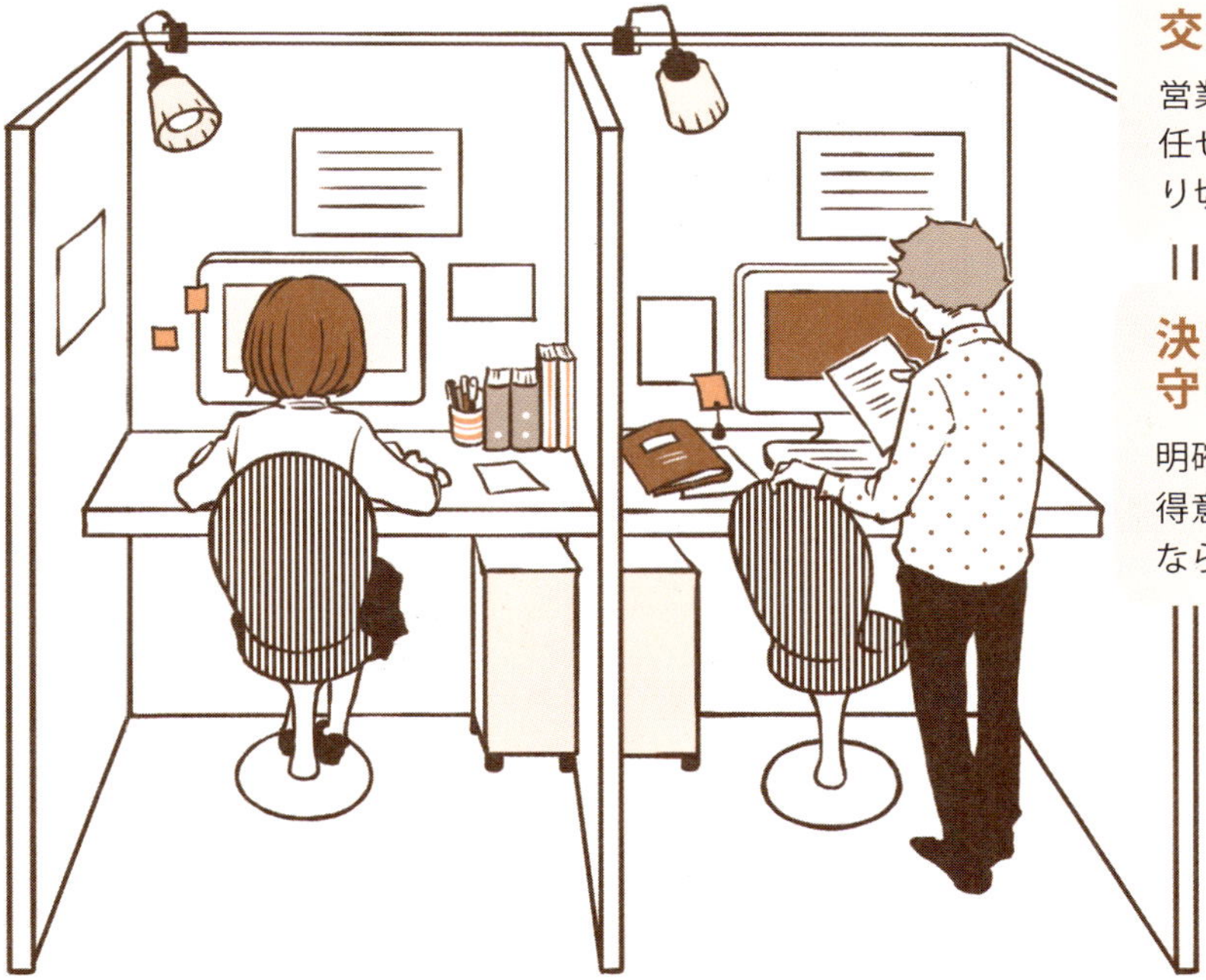

作業スペースをパーティションで区切る。
苦手な対話が減り、規則的な作業に集中できる環境に

POINT

得意なことで苦手なことをカバー

　長所を仕事にいかしても、それで短所が消えるわけではありません。苦手なことにも対処しましょう。得意なことで周囲の人を助け、苦手な面を支えてもらいます。

人と対面する仕事は強いストレスに

職場不適応に悩むことが多いアスペルガー症候群の人。なかでも営業職や販売職など、人と対面する仕事には、困難を抱えやすい傾向があります。

ケース例

人を思いやるのが下手なＩさん

Ｉさんは、まわりの人を悲しませないように、怒らせないように、と気をつかうことが下手です。そのため、話し相手に不快な思いをさせることがあります。

取引先の社員にお世辞が言えない。人の機嫌がとれなくて困る

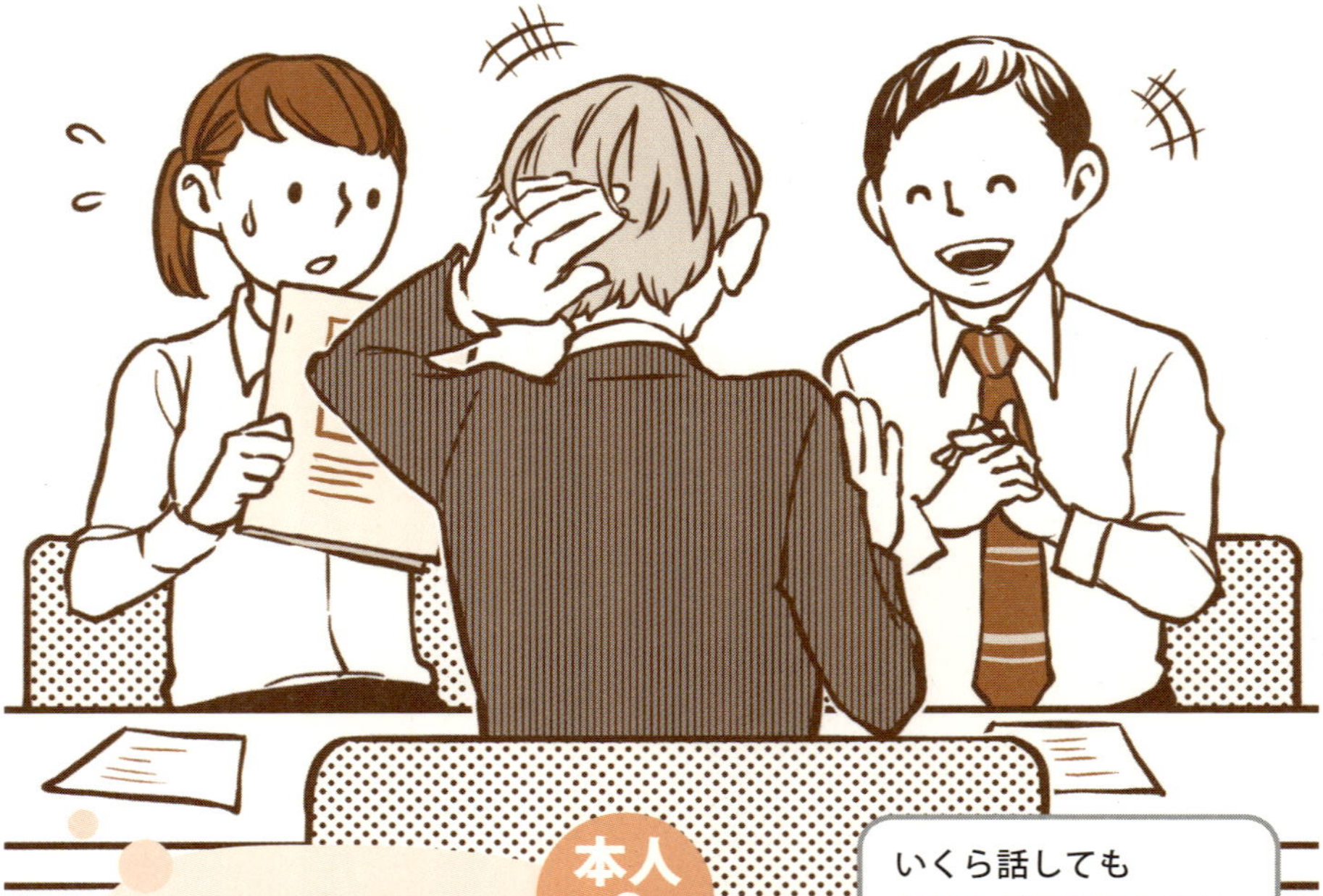

本人の気持ち

どう言えば人が喜ぶかわからない

人のこころの動きを読みとるのが苦手。話し相手を喜ばせるコツや、怒らせてしまう注意点がわからない

いくら話しても気持ちが通じあわない。うまく返答できない

他人の本意がわからない。言われたことがすべて真実だと感じる

知人や同僚との付き合いに、どうしても慣れない。浮いてしまう

人間関係に強いストレスを感じる。自分には味方がいないと考える

仕事上の会話についていけない

仕事中にかわされる会話は、複雑です。過剰な表現でお世辞を言ったり、曖昧な話で相手に判断をゆだねたりすることがあります。

そのように具体性を欠く話し方は、アスペルガー症候群の人にとって、理解しにくいものです。そのため、商談や打ち合わせについていけないのです。

相手にあわせて話すのは窮屈

曖昧な言葉から相手の気持ちを類推し、それに対して返事をするためには、コミュニケーション能力が必要となります。相手を思いやる意識がなくてはなりません。

アスペルガーの人は、そのような相互的なコミュニケーションが苦手なため、対話をするのは苦痛で、相手にあわせることに窮屈さを感じがちです。

特性

相互理解の乏しさ

他人の考えや感情に配慮できない。自分の気持ちばかり主張して、相互交流が成り立たない

話し言葉の理解が難しい

話を聞いて理解するのが苦手。対話がテンポよく進んでいくと、ひとりだけとり残される

表情・身振りを読みとれない

言葉以外のやりとりを理解しきれていない。相手が言葉とは裏腹にイライラしていても、それに気づかない

ストレスで仕事が嫌いに

相談も打ち合わせも、会議もうまくいかないので、やがて自分に失望しはじめます。仕事へのストレスをつのらせ、働くのが嫌になっていきます。

心理的な背景

コミュニケーションへの無力感

対話が下手なのは、自分に力がないからだと考えがちです。特性の存在に気づかないまま、無力さに打ちひしがれている人がいます。

もともと苦手なうえに、失敗を重ねて、無力感もつのる

人間関係についてのストレスで退職する人が多い

お詫びやお礼がすぐに言えない

会話や交流の最中に、適切な言葉が出ないことがあります。人間関係を築くのが苦手で、人との関わりをさけてきた結果、社交術が身についていないのです。

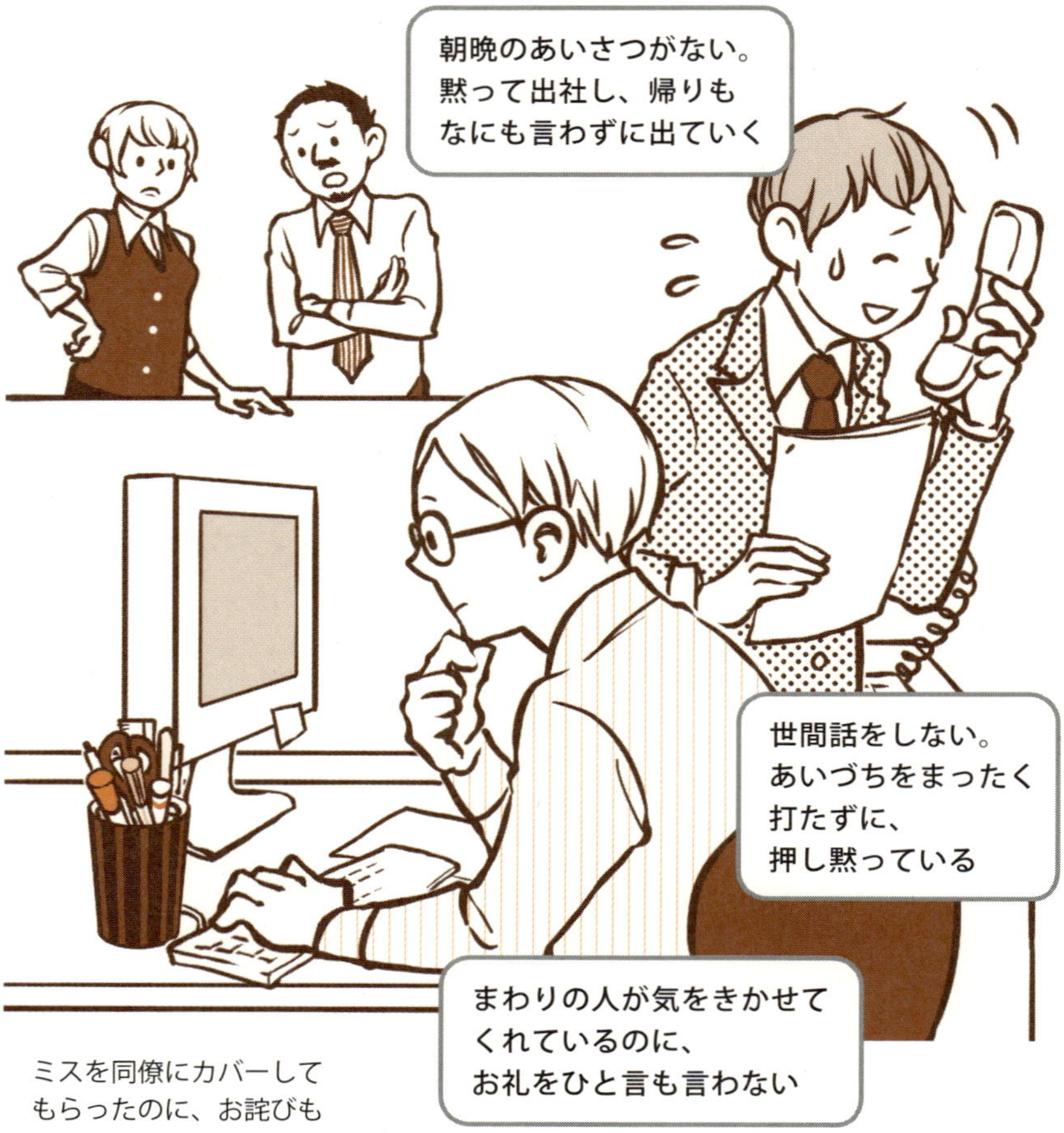
朝晩のあいさつがない。
黙って出社し、帰りも
なにも言わずに出ていく
世間話をしない。
あいづちをまったく
打たずに、
押し黙っている
まわりの人が気をきかせて
くれているのに、
お礼をひと言も言わない
ミスを同僚にカバーして
もらったのに、お詫びも
お礼も言わないで、次の
作業をはじめる

ケース例

肝心なひと言がたりないＪさん

謝罪やお礼が言えず、あいさつも苦手なＪさんは、いつも周囲に悪印象を与えています。仕事はできるのですが、上司や人事担当からの評価は上がりません。

本人の気持ち

仕事が進んでよかった

ミスを引きずることなく、立て直せてよかった。同僚がよくカバーしてくれた。これで次に進める

社交のひと言が出ない

社会人であれば言えるのが当たり前の、謝罪やお礼、あいさつ、世間話、社交辞令などがうまく言えません。周囲の人には不思議がられたり、不快な思いを抱かれたりします。

特性

あいさつ、あいづちが苦手

言うタイミングがわかっていない。あとで「さっきはあいさつするべきだったかな」と思い返す

立場を意識できない

社会性に乏しく、上下関係や立場の違いに鈍感。上役と顔をあわせても、世間話もせず、黙っている

大多数の人ができていることができない

失礼なふるまいが目立つ。礼儀知らずの人間だと評価される

注意されれば謝るが、謝っているだけで、問題が改善しない

態度の悪い人として、評価が定着。職場にいづらくなっていく

心理的な背景

礼儀を尽くす必要性を感じない

自分の責務は作業を進めることであって、謝罪やお礼にはたいした意味はないからしなくてよいと思っている場合があります。

口をきいてもらえなくなる

社会性に乏しい人は、「ごめんなさい」も「ありがとう」も言わないで、ひとり黙々と働いてしまうことがあります。

自分が言いたいことは話すいっぽうで、迷惑をかけても謝罪をしないわけですから、周囲の人にはよく思われません。身勝手な人だと評価され、話しかけてもらえる機会が減っていきます。

本人には、人間関係を軽視しているつもりはありません。礼儀が身についていないだけで、悪意はないのです。ですから、自分が嫌われたことに気づくと、戸惑います。なかには反発して、周囲が悪いと考え出す人もいます。

学生時代は

言葉づかいの悪さをよく注意された

まわりの子に社交のマナーが身につく中学生ごろから、言葉づかいの悪さが目立ちはじめます。この問題は、大人になってからもよく指摘されることです。

幼児期

言葉の遅れがあった

発語が遅かったり、覚える言葉にかたよりがあったりした。態度が悪いと指摘を受けることはとくになかった。

小・中学校

話し方にくせがある

おしゃべりな子で、話す内容がかたよっているうえに、口調にも独特のくせがあり、目立っていた。

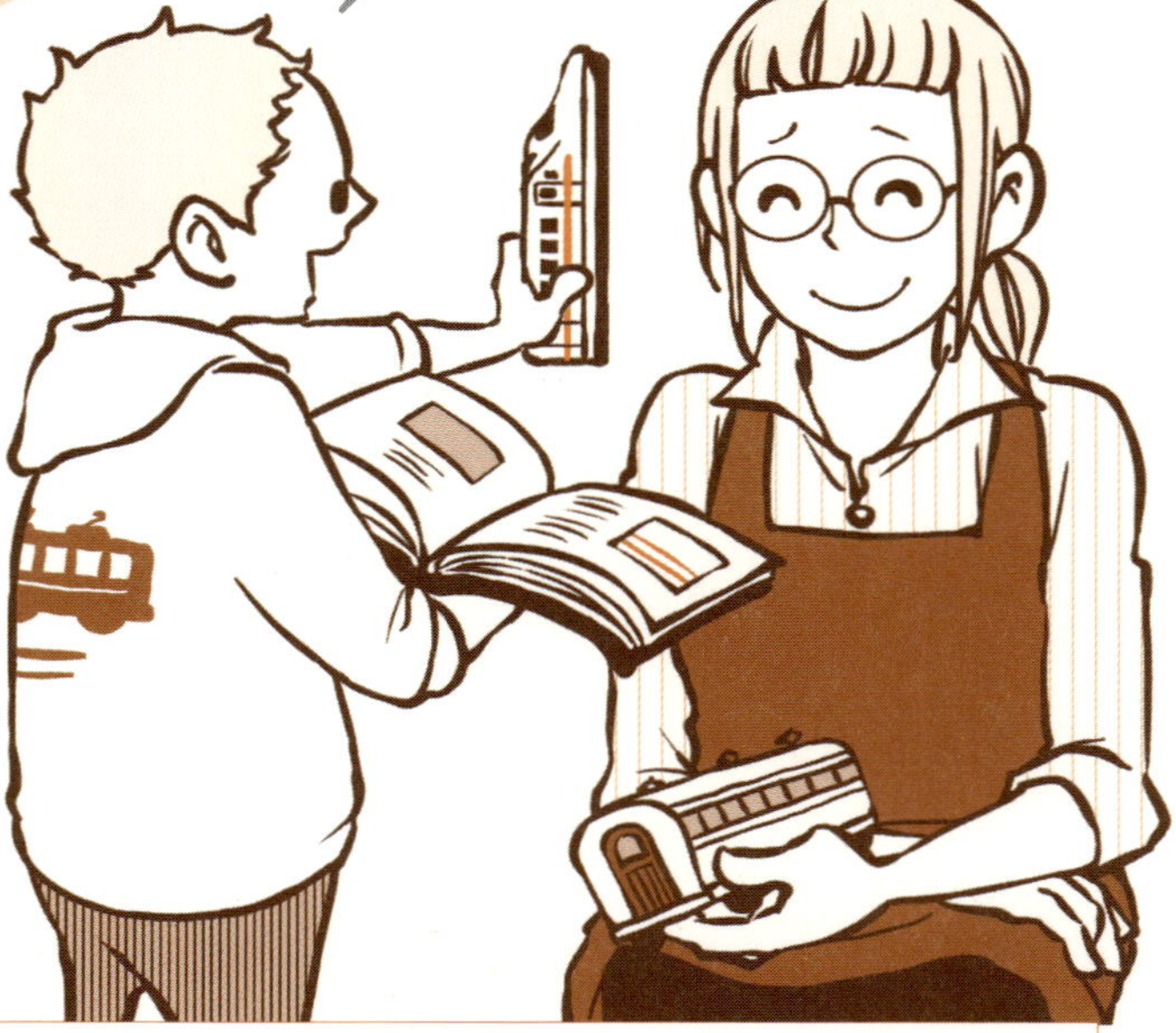

これは○○新幹線でね、△△駅から××駅まで行くんだよ。□□駅は通過だよ

趣味の鉄道の話をはじめると止まらなかったが、子どものうちは「かわいい」と言われた

できごとの例

- 自分の好きなことばかり一方的に話していた
- 変に大人びた用語や、自分でつくった言葉をつかっていた
- 言葉の抑揚のつけ方がほかの子と違い、それが直らなかった

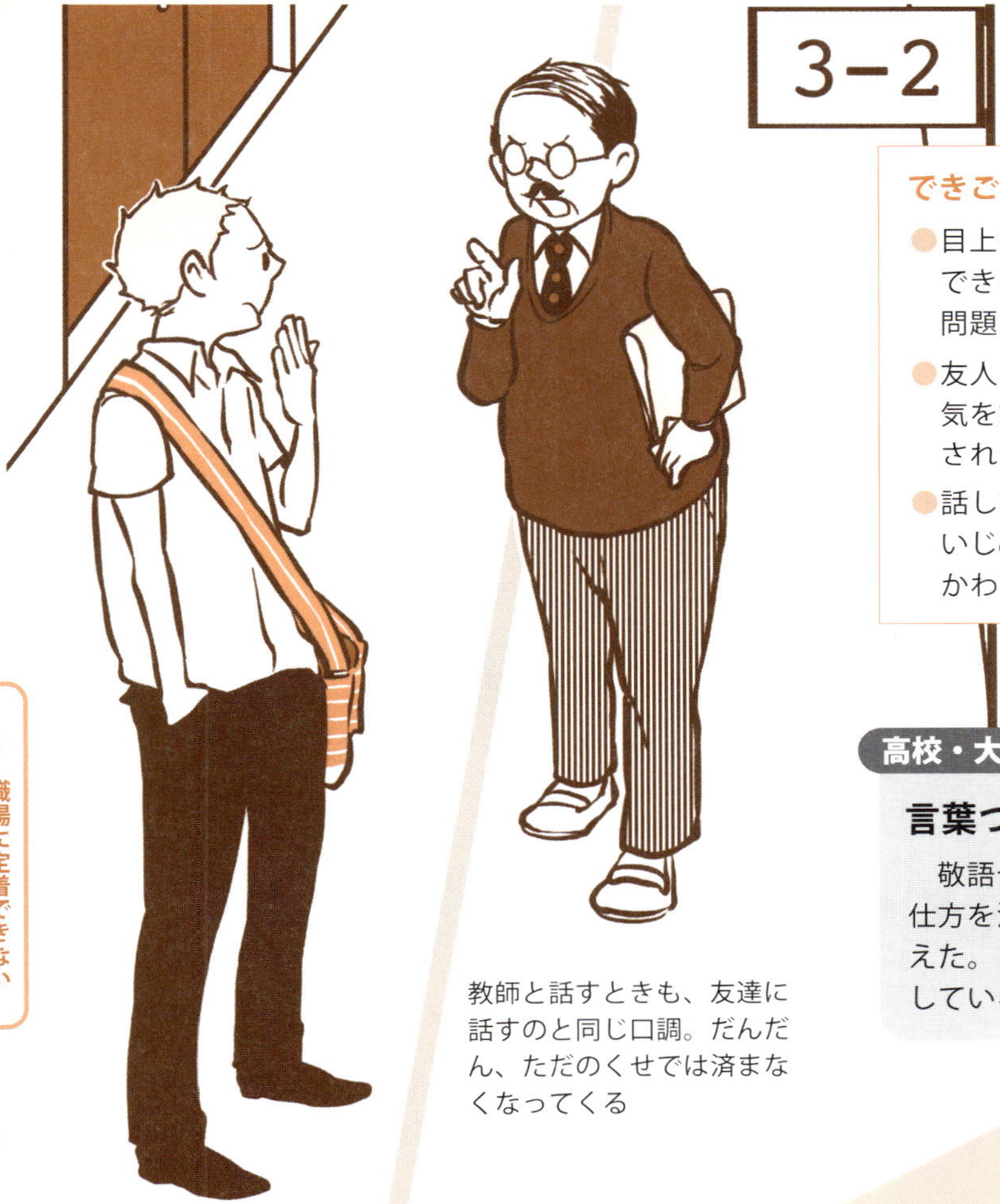

できごとの例

- 目上の人に敬語をつかうことができなかった。しかし、とくに問題だと思わなかった
- 友人との会話がかみあわず、空気を読んで発言するように注意された
- 話し方がおかしいと言われて、いじめられた。「きもい」とからかわれた

教師と話すときも、友達に話すのと同じ口調。だんだん、ただのくせでは済まなくなってくる

高校・大学

言葉づかいが乱暴

敬語やあいさつ、謝罪の仕方を注意されることが増えた。自分ではきちんと話しているつもりだった。

周囲からの指摘を気にせず話し続ける人と、指摘を気にしておとなしくなる人にわかれる

引っこみ思案に

話し方を注意されることが増えた。話すのが苦手になって、本心を隠し、仮面をかぶったような生活に。

大学以降

マナーが守れず苦労

言葉づかいが大問題に。社交のマナーが身についていない、社会人失格だと言われてショックを受ける。

電話の相手が怒ったわけがわからない

アスペルガー症候群の人には、商用電話のトラブルもよく起こります。とくに多いのは、自分では気づかぬうちに、電話の相手を怒らせてしまうことです。

本人の気持ち

用件を早くまとめたい

仕事を進めるためには、よけいな話をしている暇はないと考えている。必要なことを聞けたら、すぐに電話を切ろうとする

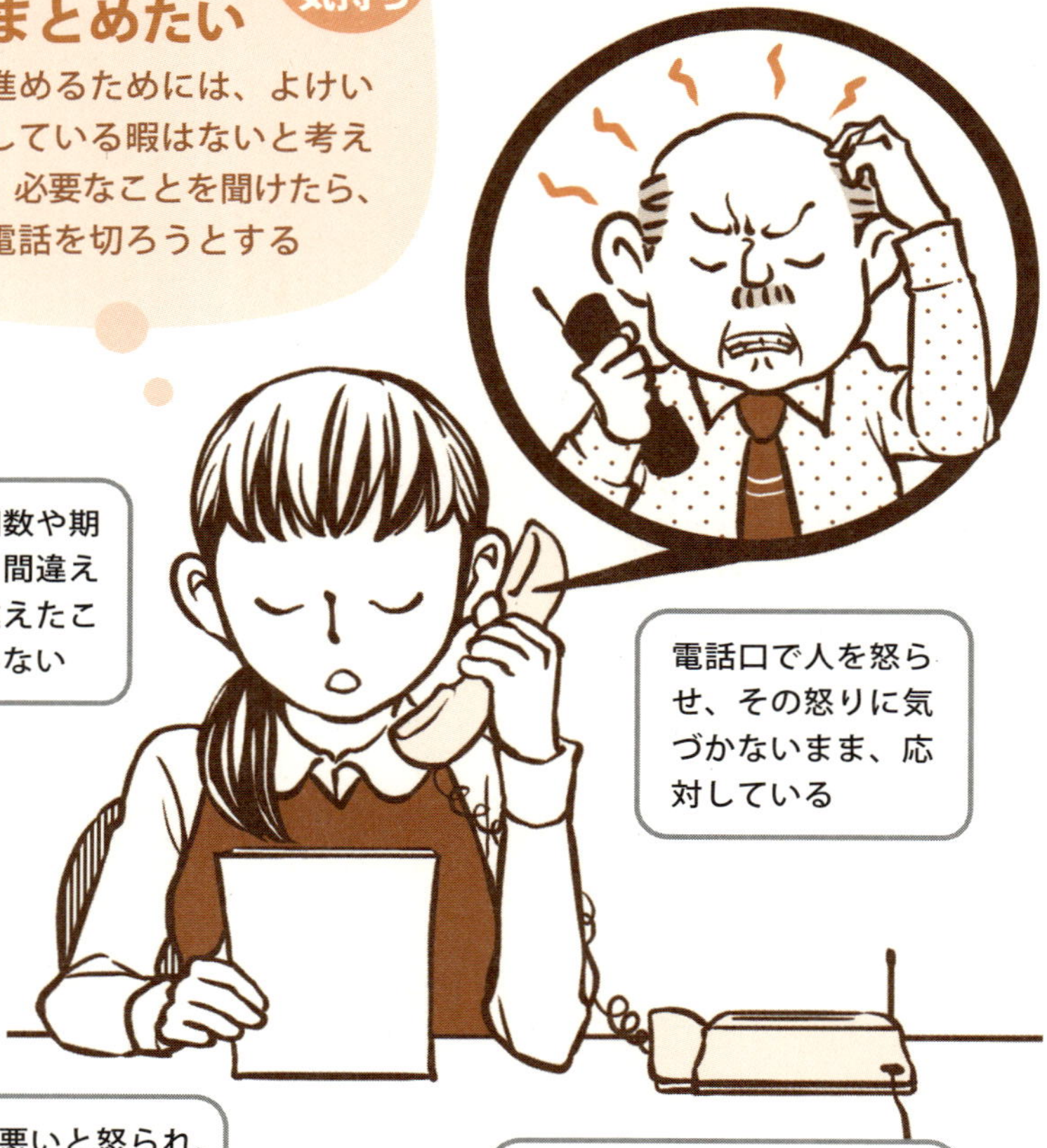

注文の個数や期日を聞き間違える。間違えたことを認めない

電話口で人を怒らせ、その怒りに気づかないまま、応対している

話し方が悪いと怒られ、ほかの人と電話を替わるように要求される

聞かれたことに答えないで、関係のないことを言う

真面目に話しているのに、次から次へと電話のトラブルが起きる

ケース例

温厚な人を怒らせるKさん

Kさんは電話のとりつぎが苦手です。質問に答えられなかったり、世間話を無視したりして、温厚だと評判の取引相手をも怒らせてしまいます。

人の感情に気がまわらない

アスペルガー症候群の人は、言葉以外のコミュニケーションに多くの問題を抱えています。表情や態度から人の感情を読みとり、配慮する力が弱いため、取引相手を怒らせてしまうのです。

心理的な背景

無言のアピールには気づけない

口調や表情、言葉づかいの微妙なニュアンスの違いで感情を表現されても、気づきません。気づいていないから、対処しないのです。

特性

人の態度に興味がない

コミュニケーション能力が弱く、言葉や文字ではっきりと表現されていないことを理解するのが難しい。興味をもてない

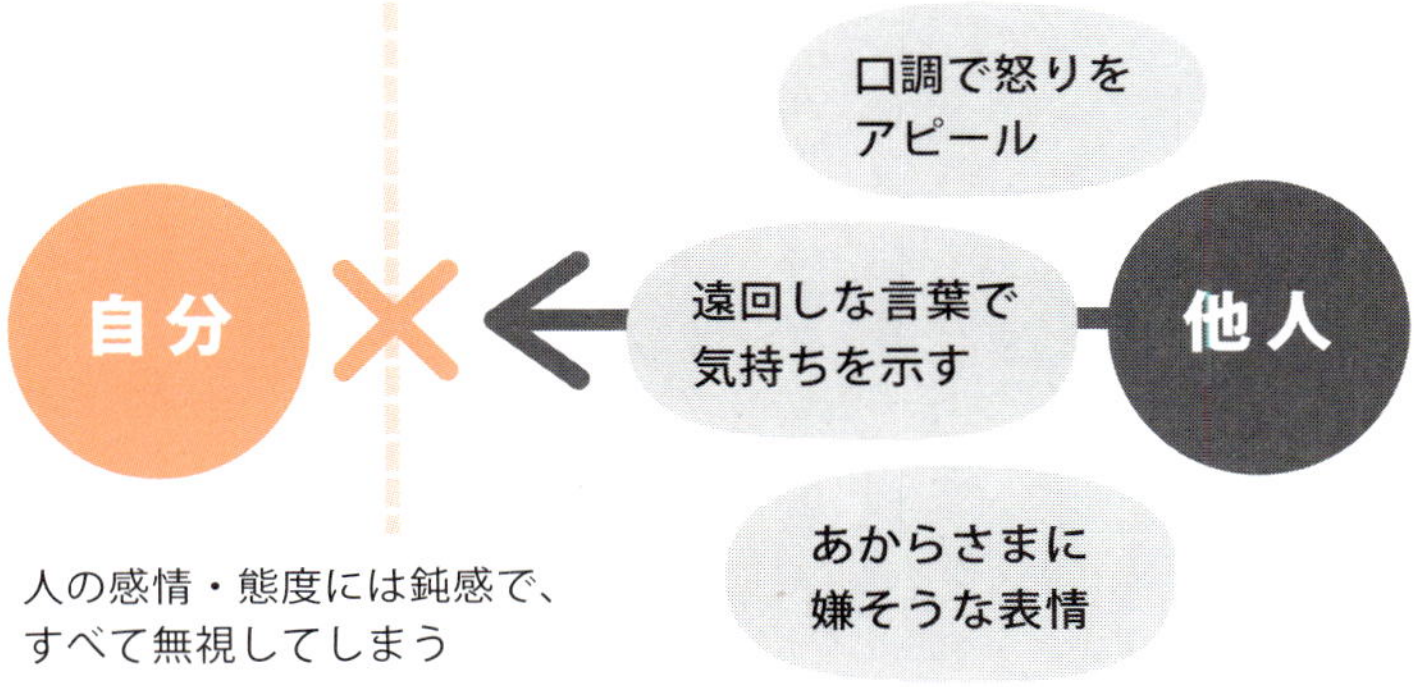
自分
口調で怒りをアピール
遠回しな言葉で気持ちを示す
あからさまに嫌そうな表情
他人

人の感情・態度には鈍感で、すべて無視してしまう

怒らせる気はないが、言っていることは失礼

本人は、仕事をがんばろう、電話をしっかり受けようと考えています。相手を怒らせようなどという気は、もちろんありません。

悪気はないのですが、それでも現実には、失礼なことを口にしています。気持ちと言動があっていないので、それを改善しなければいけません。

相手が怒りのサインを出しても無視する

言動を改善するためには、話し相手の口調や態度などに出る、怒りのサインを知っておくことが大切です。アスペルガーの人は、他人が怒りのサインを出しても、無視している傾向があります。

人の態度の変化を感じとり、対処する力がつけば、無意識に人を怒らせることが、しだいに減っていきます。

どう考えるべきか

失言をおそれず、正直にたずねる

人間関係を築くのが苦手だからといって、対話や交流をさけていたら、問題はいつまでも解決しません。できる範囲で少しずつ、質問や会話をしていきましょう。

考え方　質問することで失敗を減らす

なにごとも、わからないままでいたら、問題やすれ違いが増えていきます。自分から質問をして、弱点を補う努力をしましょう。無理をする必要はありません。できる範囲で、最初はたったひと言でもよいのです。

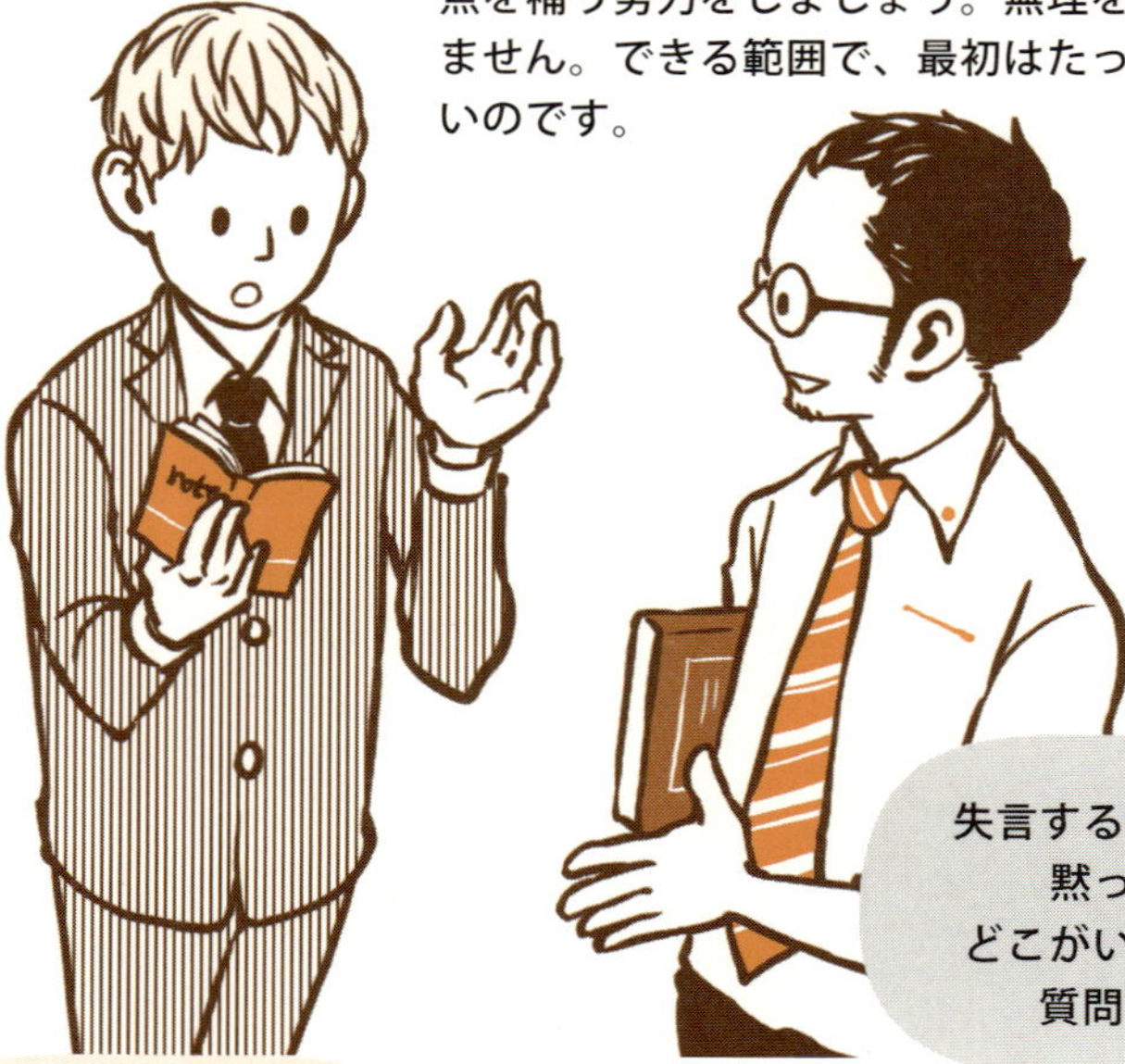

失言するのがこわくて
黙っている。
どこがいけないのか、
質問できない

問題点を
認識できないまま
作業を続けて、
大きなミスをしてしまう

失言・失敗の悪
循環を断ち切る
には、人に頼る
ことも必要

失言をおそれずに質問。
どこがわからないか、
素直に伝えてみる

アドバイスを受けて
作業をしていけば、
成功することが
増えていく

POINT

失敗を減らし、成功を増やす

成功する体験が増えていけば、話すことへの抵抗は薄れ、じょじょに周囲との交流に自信がもてるようになります。

行動にうつす　質問できるシステムづくり

アスペルガー症候群の人は、話し方をパターンで覚えています。経験を重ねるうちにある程度の礼儀は身につきますが、未知の状況では混乱して、失礼な言動をすることもあります。そういった例外も、理解してもらいましょう。

POINT

非常識な質問でもできる環境を

ときには非常識なこと、失礼なことを聞く場合もあります。それをあらかじめ知っておいてもらい、不要な衝突をさけます。

担当を決める

質問してよい相手を決める。その人にはコミュニケーション面の弱さを伝える

条件を決める

同僚に頼り切らないよう、質問できる時間や回数を決める。自分でも努力する

答えを理解する

質問に対する返答が理解できないときは、具体的な言い方に変えてもらう

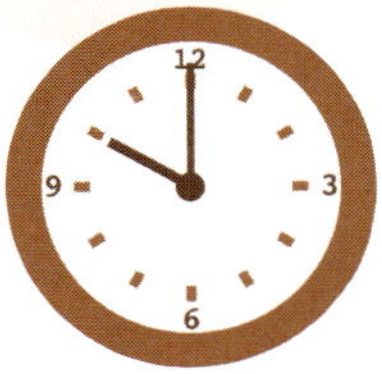

働きやすい環境を自分でつくっていく

アスペルガー症候群の人に、働く力をもっていないわけではありません。環境さえ整えば、力を発揮することは、十分にできます。

優れた面が伸びるように、そして苦手な面にはフォローを受けられるように、環境を調整していきましょう。ひとりでは難しいので、同僚の協力を得ます。

ポイントは、頼れる相手をみつけること。能力をいかす方法がわからないときも、苦手な作業に当たったときも、質問する相手がいれば、混乱せずに仕事にとりくめます。

アスペルガー症候群を職場に伝える場合は？

職場に告知する場合は、総務部や人事部など、障害や疾病の担当部署に相談するか、上司に話すのが一般的です。勤務先によって状況は異なるので、主治医と相談して決めましょう。

いずれにせよ、同僚全員に伝えるのではなく、まずは一部の関係者に伝えます。障害を理解してもらうのは、現実的には簡単ではないからです。告知しないで対処する人も大勢います。

どう考えるべきか

常識にとらわれない発想を力に

アスペルガー症候群の特性は、よくも悪くも目立ちます。そのよい面をいかせば、ほかの人にはできない仕事ができ、貴重な人材になっていけます。

突出している力を仕事にいかす

アスペルガー症候群の人は「非常識だ」と注意されることが多く、それゆえに傷ついています。しかし、それは常識にとらわれない、突出した力をもっているということでもあります。

ほかの人にはない力を仕事にいかすことができれば、成功につながっていきます。

実際に、記憶力と興味のかたよりをいかして大学の研究員になった人や、独特の発想をいかして画家になった人などがいます。

長所をいかして大成したアスペルガー症候群の人は、世界中に大勢いるのです。

考え方 ジョブ・マッチングを考える

自分と仕事の相性や適性を考えることを「ジョブ・マッチングを考える」といいます。活動の得意・不得意が大きくわかれるアスペルガー症候群の人にとっては、必要不可欠なことです。

得意なこと、できること。特性一般ではなく、自分の個別の能力で考える

苦手なこと、できないこと。努力しても結果が出にくいことを、認識する

得意・不得意を参考にして、自分にあった作業をリストアップする

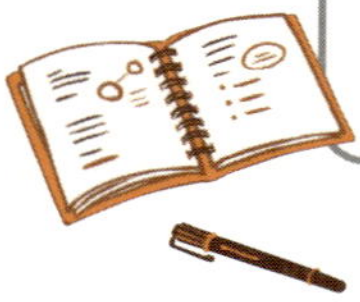

得意な作業がいきる職種を考える。研修を受けてみて考えるのもよい

POINT

特性から仕事を考える

自分の置かれた現状にとらわれず、能力から仕事を考えましょう。できることを中心とする仕事であれば、安定して働くことができます。

行動にうつす 練習・経験をさせてもらう

ただ考えているだけでは、才能はなかなかみつかりません。研修制度やアルバイトなどを利用して、適職を実践的に探していきましょう。

インターンシップ

研修制度のある企業や団体で経験をつむ。実作業で適性をはかる

転職時に参考に

転職を決める前に、研修などを通じて、適職かどうか確かめる。職場を移る回数が減る

アルバイトを経験

アルバイトからマッチングを探っていく。実践することが大切

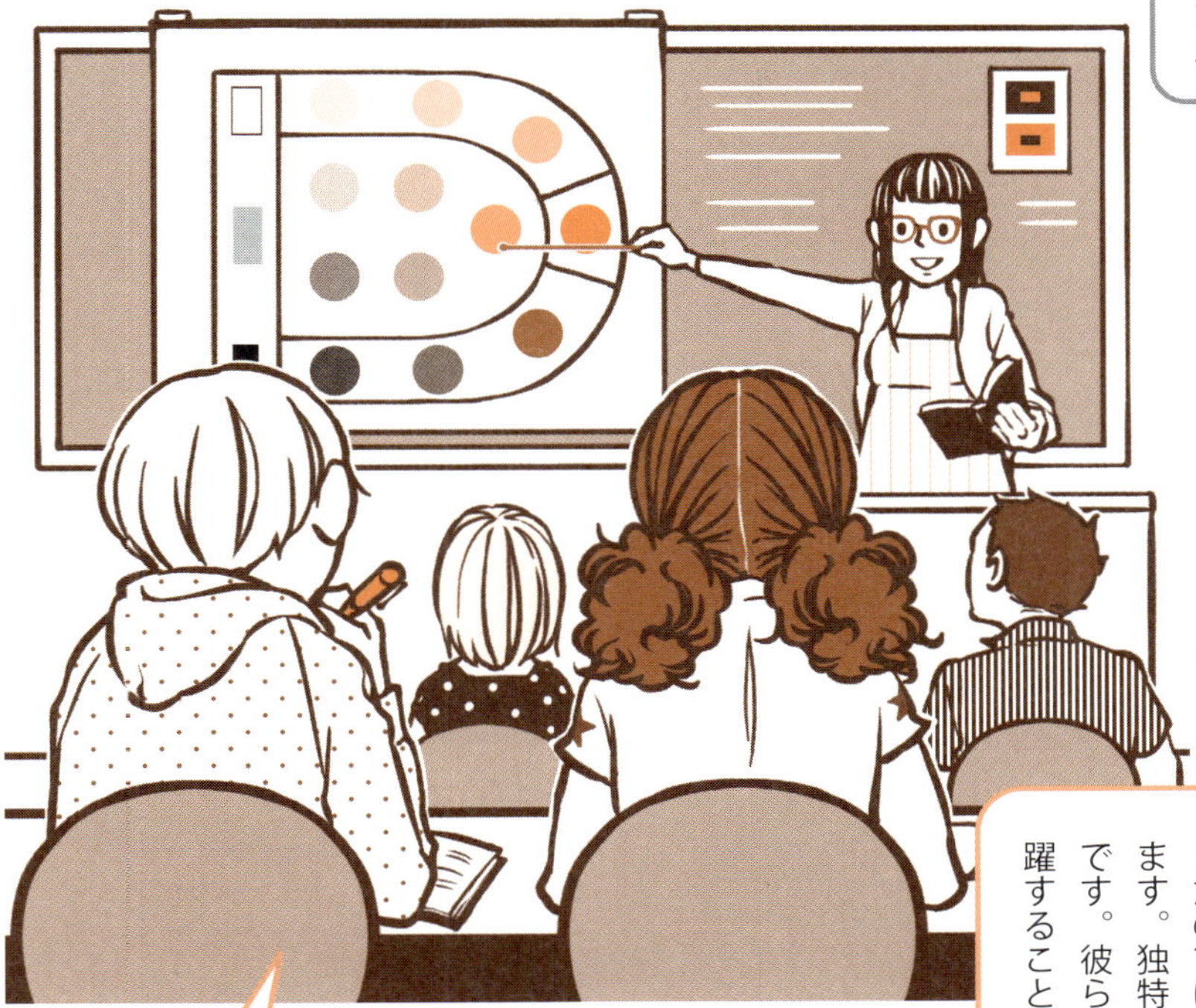

色彩感覚に優れ、デザイン系の学校に通ってその力を大きく飛躍させる人もいる

大成功をおさめる人も

天職をみつけて大成功した人もいます。画家のミケランジェロやゴッホ、科学者のニュートンらは、アスペルガー症候群だったのではないかと言われています。独特の発想をいかした例です。彼らのように、社会で活躍することは可能なのです。

POINT

マッチングを試すのもよいこと

専門家に相談して適職を探っていくのもよいことですが、自分で体験してマッチングを試すのも、現実的に役立つ活動です。

column

同僚に頼みたいこと

独特の行動への理解を求める

アスペルガー症候群の人は、特異な行動をとって、
職場での評価を著しく下げてしまうことがあります。
その点への理解を求めるのが大切です。

同僚にできる支援

理解

- アスペルガー症候群の行動様式を知る
- 努力してもすぐには上達しない作業を把握する
- 外部との交渉には向かないことを理解する

↓ 告知の程度によって求められる支援は異なる

支援

- アスペルガーの人には得意な作業を分担してもらう
- 指示の仕方を変える。面倒でもメモをつくって渡すなど
- 特性による行動を、否定しない。個性として受け止める
- 苦手分野のサポート。とくに対話には、助け船を出す

正確に評価してもらう

アスペルガー症候群の人は、弱点が関わる仕事ではよくミスをします。そして、その弱点をひとりではなかなか改善できません。

職場では「仕事のできない人」「作業の身につかない人」という評価を受けがちです。

問題点だけをみると、どうしてもそのような低評価になってしまいます。しかしそれは、正当な評価ではありません。

アスペルガーの人には、苦手分野だけでなく、得意分野もあります。同僚がそこに気づいているかどうかで、仕事上の能力も、それにともなう評価も、大きく変わってきます。

4 誤解と非難がもたらす 劣等感

悪意がないのに、友達に悪口を言ってしまう。
一生懸命がんばっているのに、仕事が身につかない。
自分では精一杯生きているにもかかわらず、
理解を得られないのが、
アスペルガー症候群のつらいところです。
友達からも同僚からも非難され、
劣等感をつのらせていきます。

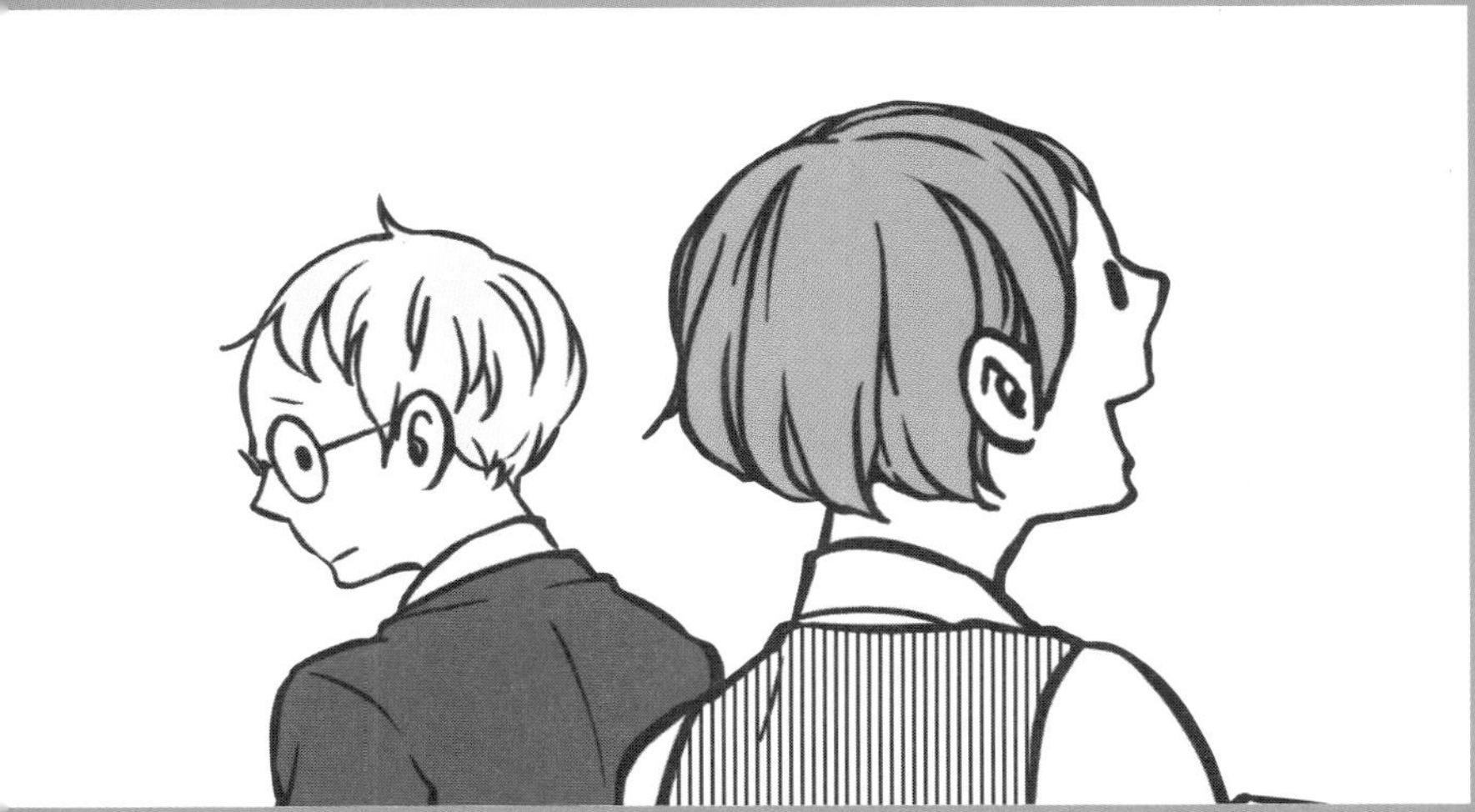

誤解

家族が障害を認めないことに苦しむ

本人がアスペルガー症候群であることを理解しても、家族がそれを認めないケースがよくあります。サポートが得られず、本人はひどく苦しみます。

家族の心理的な反応

家族のひとりがアスペルガー症候群だとわかったとき、家庭ではさまざまな反応が起きます。多くの人が、最初は戸惑い、事実を受け入れるまでに時間がかかります。

障害を正面から受け止める。話を真剣に聞く

心配・不安で否定する

聞き慣れない診断名に不安を抱く。認めたらそれまでの生活が壊れてしまうように感じる

嫌がって受け入れない

障害という言い方に嫌悪感をもつ。説明に耳を貸さず、「気のもちよう」「甘えだ」などと言う

頭ごなしに反発する

「そんなはずはない」と頭から否定する。診断書があっても、かたくなに拒み続ける

本人は、なによりも理解を求めている

アスペルガー症候群の人にとって、人間関係は大きな悩みです。友人や同僚だけでなく、家族にも意思が通じにくく、孤独な思いをしています。

すれ違いをなくすために、障害を打ち明ける場合もありますが、それも簡単ではありません。家族全員があたたかく受け止めるとはかぎらないからです。反発され、本人が傷つく場合もあります。

ひとりで苦しんでいる本人には、家族が理解するか、それとも無理解な対応をするか、その違いが大きなポイントとなるのです。

本人の心理への影響

家族が障害を受容していけば、アスペルガーの人の心理的な負担は軽減されます。反対に、障害をみてみぬふりをする家族のもとでは、苦痛は増してしまいます。

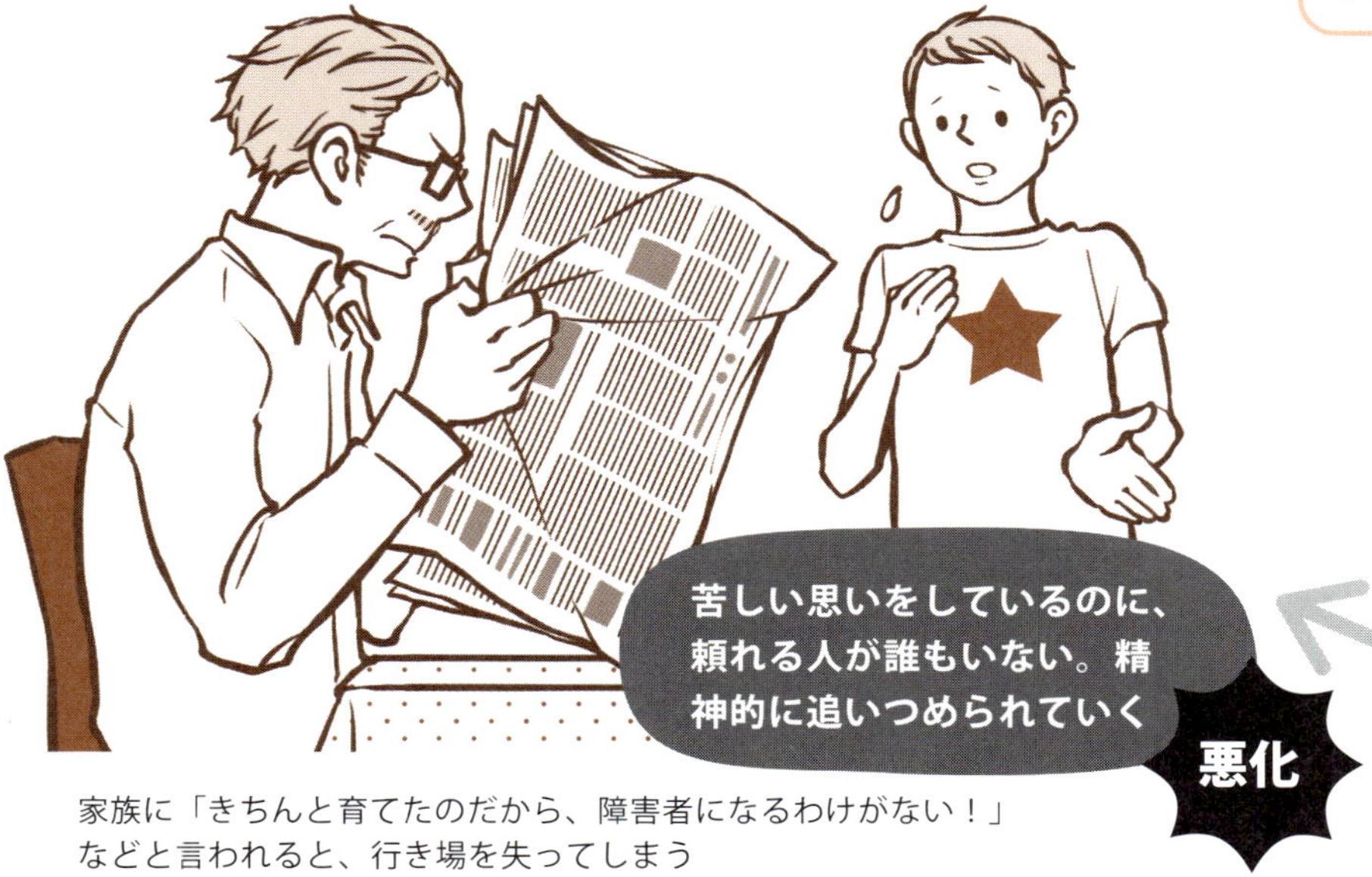

家族が障害をきちんと認めて、受容する
困難をなくすために、家族が協力する
行動のかたよりが軽減する。特性がなくなることはないが、気にしすぎて苦しむことは減る
説明すればするほど、家族から否定される
「努力しないお前が悪い」と突き放される
苦しい思いをしているのに、頼れる人が誰もいない。精神的に追いつめられていく
悪化

家族に「きちんと育てたのだから、障害者になるわけがない！」などと言われると、行き場を失ってしまう

親子でアスペルガー症候群という場合も

親子ともにアスペルガー症候群の診断を受けるのは、珍しいことではありません。くわしい原因はわかっていませんが、遺伝性もひとつの要素ではあると考えられています。

どちらも相手の意図をくむことが苦手なため、感情的にケンカをしがちです。間に人を立てて、衝突をさけることが大切です。またそのいっぽうで、同じ境遇だからこそわかりあえる面もあります。

どう考えるべきか

- まずは専門家に相談。正しい情報を得る
- 対応は大人も子どもも、基本的には同じ
- 親子で衝突しないよう、理解者が間に立つ

「態度が悪い」「変わり者」だと思われる

独特の行動を、わざとやっているのだと誤解されることがよくあります。
周囲の人から特別扱いされ、肩身の狭い思いをします。

誤解がうみ出す悪循環

　アスペルガー独特の行動が、おかしなふるまいだと誤解されることがあります。それが性格の評価につながり、おかしな人、近よりがたい人などと言われはじめます。

特殊な行動

上司に歯向かう、時間に強くこだわる、あいさつをしないなどの問題

態度・性格への誤解

礼儀知らず、生意気、非常識など、人格への評価となって返ってくる

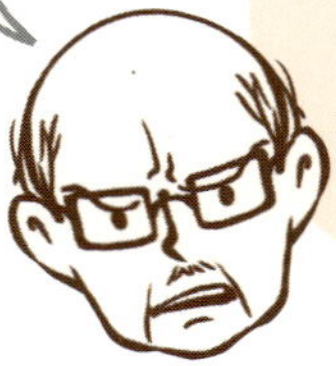
些細なことにこだわって、神経質な人だ
きみは私を馬鹿にしているのか？

不安・戸惑い・自信喪失

真面目に生きているのに評価されず、自分はおかしいと思いはじめる

体調不良・イライラ

人間関係に強いストレスを抱き、体調を崩す。精神的にも不安定に

誤解によって、かたよりが強くなり、ますます「変わり者」に

より強い誤解

疲れとストレスで行動のかたよりが激しくなり、さらに誤解をまねく

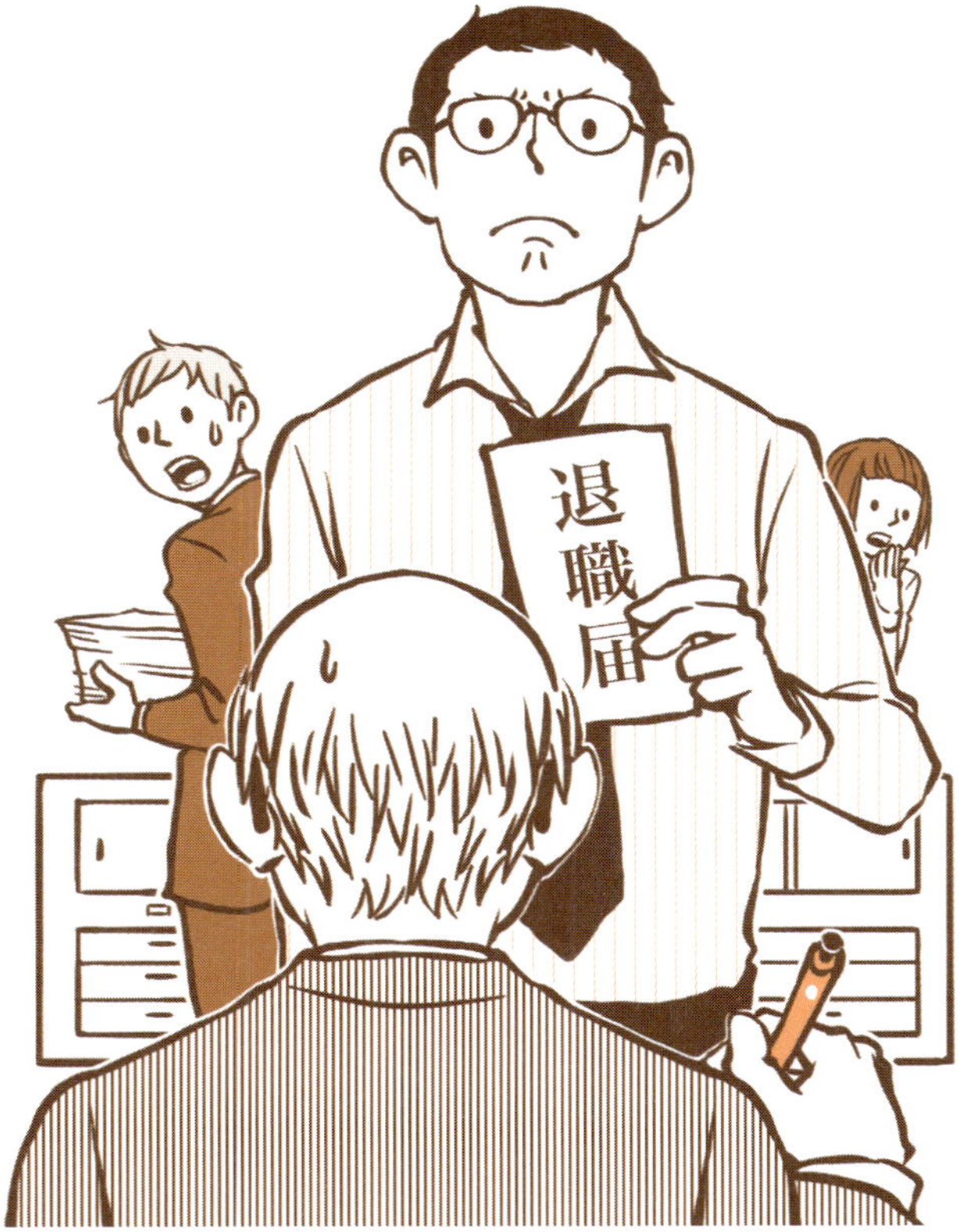

ひとりでストレスをつのらせて、
ある日突然、退職届を上司に突きつける

不安が高まり、衝動的に

誰にも理解されないと、どこにいても安心感が得られません。つねに不安を感じているような状態になります。精神的な負担が積み重なり、衝動的な行動をとって、とり返しのつかないことをしてしまう場合があります。

生活が不安定に。不眠症や頭痛などに悩む

このまま嫌われ続けるのではないかと不安

すべてが嫌になり、人生を投げ出してしまう

暴力を振るったり、退職、離婚などの重要な決断を衝動的に下してしまったりする

悪化

まわりの人にとっては理解しがたい人間

アスペルガー症候群の人の行動は、障害の特性を知らない人からみると不可思議なものです。

経済的にも社会的にも意味のないことや、わざと人を傷つけるようなことに妙にこだわる場合があり、なにか他意があるのではないかと誤解されがちです。本人に悪意はないのですが、それはなかなか理解されません。

変わり者ではないことを知ってほしい

アスペルガーの人は独特の行動をとりますが、それは障害の特性があるからです。性格が変わっているわけではありません。

彼らは変わり者ではなく、理解者に恵まれれば、周囲の人と調和して暮らしていける人たちです。誤解がうみ出す悪循環を、断ち切ることが必要です。

アスペルガー症候群は犯罪の原因なのか

最近、事件報道のなかでアスペルガー症候群という名前が出ることが増えています。
アスペルガー症候群は、犯罪と関係があるのでしょうか。

一部が強調されている

アスペルガー症候群は、危険な障害ではありません。一部の側面が強調されて、誤解を招いています。その誤解が、アスペルガーの人をより厳しく、つらい環境に追いこんでいるのです。

事件報道

事件関係者の精神鑑定結果にアスペルガー症候群が挙げられ、それが原因であるかのように報道されることがある

➡ 事件の原因は複雑なものであるはず

「障害」という名称

発達障害と呼ばれることが、なにか「害」になるものだという誤解にむすびつく

➡ 本人には害などまったくない

特性の問題点

「社会性が乏しい」「コミュニケーションが苦手」などの説明を、扱いにくさとして誤解する

➡ 本当は、誰にでもある個性のひとつ

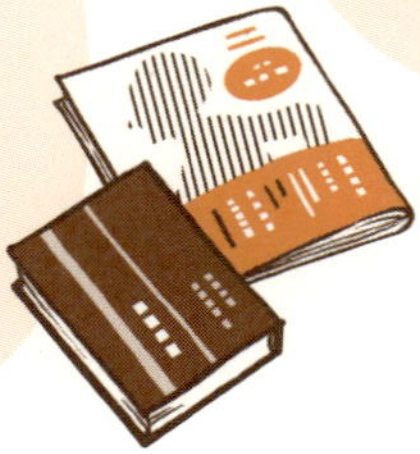

犯罪行為に直接の関連性はない

アスペルガー症候群は、犯罪行為の直接の原因ではありません。いま、この点は大きな誤解をされています。

この障害は、脳機能のかたよりです。悪意や破壊衝動などを強くもつ、異常心理ではありません。アスペルガー症候群であるだけで犯罪願望をもち、行為に及ぶようなことは、絶対にないのです。

犯罪は無理解が引き起こす不幸

犯罪や非行、暴力などに走るのは、理不尽な仕打ちを受け、傷ついた人たちです。「わかってほし

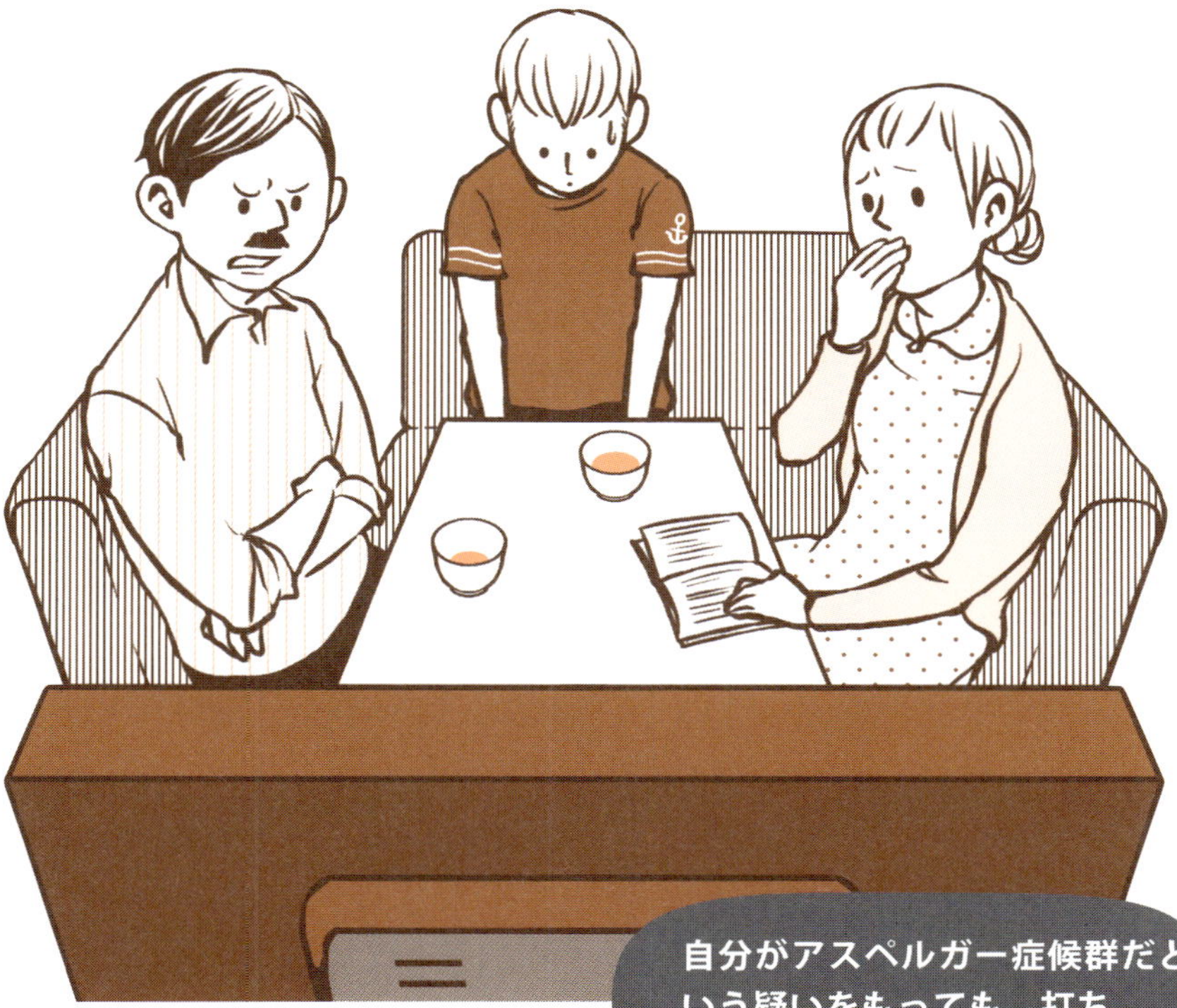

誤解が本人を追いつめる

アスペルガー症候群は、社会全体で受け入れ、支援していくべきことです。危険なことだと誤解して遠ざけ、理解しないでいたら、本人を追いつめ、問題はより深刻になっていきます。

アスペルガー症候群への拒絶反応、先入観、偏見

自分たちには関係がないという思いこみや発言

自分がアスペルガー症候群だという疑いをもっても、打ち明けられない。孤立する

悪化

報道をみて「こわいね」「でもうちは大丈夫だ」などと言われると、悩みを相談できなくなる

い」という思いをふくらませて、激しい反動を起こします。

それは、アスペルガー症候群でもそうでなくても、言えることです。障害のない人も、家族や友人の理解が得られずに孤立して、不幸な行為をすることがあります。犯罪について、障害をことさらとりあげるのは、間違いです。

少年事件とアスペルガー症候群

「誰でもいいから人を殺したかった」などと言って事件を起こす少年が、何人も現れました。

それらの事件のなかで、アスペルガー症候群に言及されることがあり、この障害への誤解はより強まっています。

事件は、障害によって引き起こされたのではありません。少年と周囲の人の、不幸な関係から起きたのです。障害をスケープゴートにして、問題の本質から目をそむけてはいけません。

非難され続けて、劣等感や絶望を抱く

誤解を受け続けるうちに、こころや体に二次的な変化が生じることを、二次障害といいます。劣等感を強く抱くことも、そのひとつです。

心理的に2つの変化

アスペルガー症候群に対して適切な理解と支援を受けられなかった人は、こころに変化が生じてきます。たび重なる誤解に傷つき、精神的に不安定になっていくのです。

本来は特性があるだけ

もともとの問題は、脳機能のかたよりによる特性だけ。得意・不得意はあるが、それに対して劣等感はもっていない

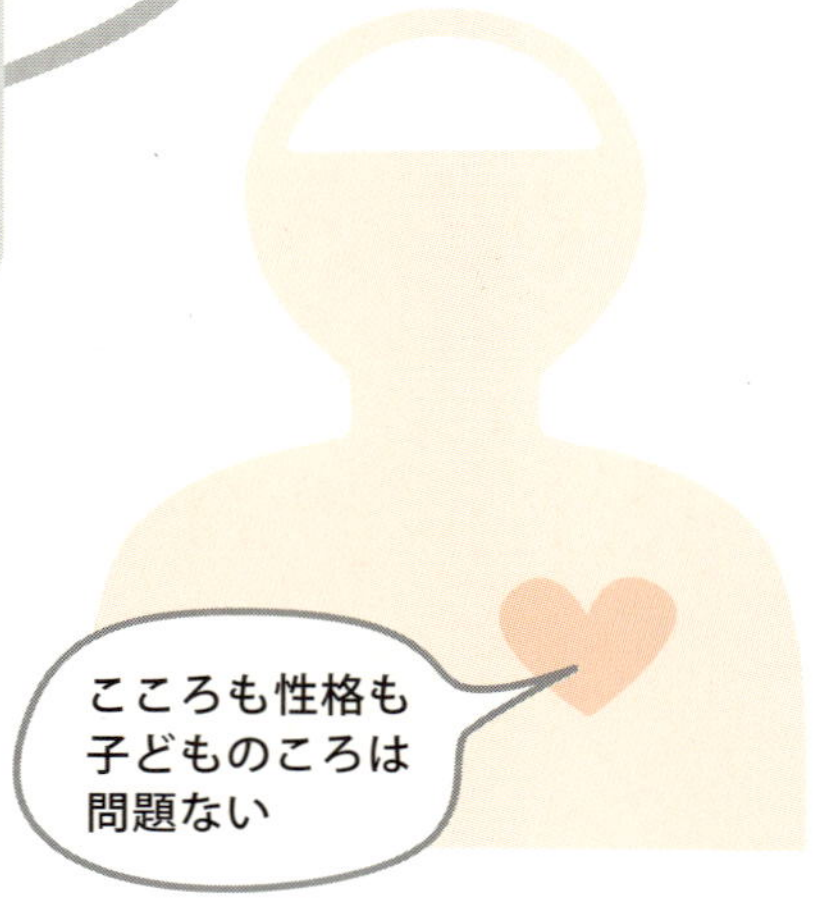
こころも性格も
子どものころは
問題ない

非難を浴びる

不得意な面について、低評価を受ける。自分は無能なのだろうかと悩む

失敗を繰り返す

大多数の人ができることが、いつまでたってもできない。無力感を抱く

自分を不良品だと考えはじめる

独特の行動様式を否定され続けた結果、強い劣等感を抱き、自分を「不良品だ」などと考えてしまう人がいます。

アスペルガー症候群の問題は、特性を正しく理解し、自分にあった生き方を選択していけば、解決できることです。しかし、誤解にさらされて劣等感を抱いた人は、そのように前向きに考えることがなかなかできません。

自己評価を低下させ、自分も家族も信じられなくなっていきます。死んだほうがよいと考える人もいます。無理解な対応は、それだけ本人を傷つけるのです。

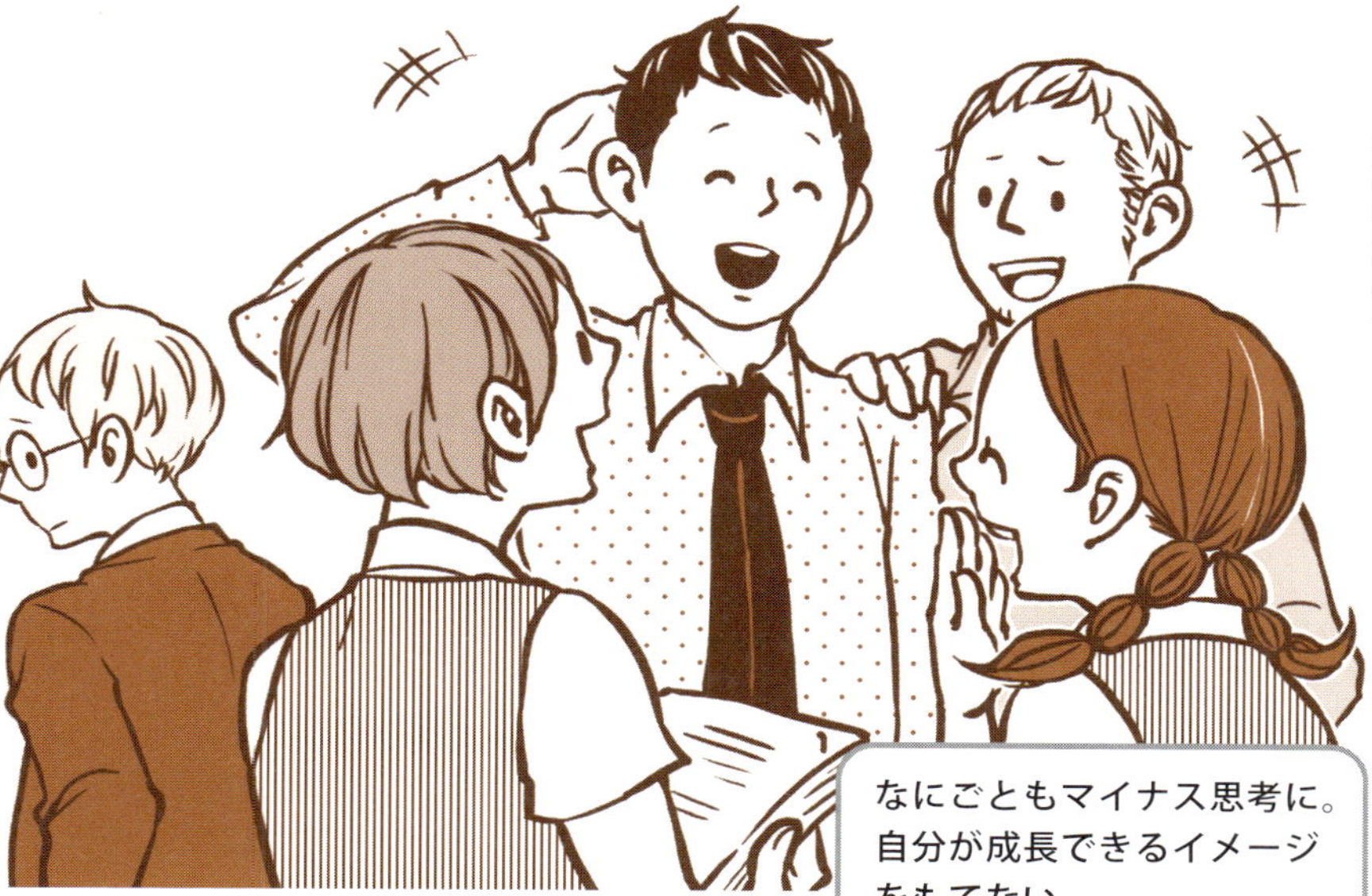

人気者の同僚を横目でみながら、
自分とはまったく違うと考える。
世界を二分化してみてしまう

自己評価が著しく低くなる。できることも否定しがちになる

緊張しやすくなる。いつも緊張しているので、失敗が増える

感情が不安定に。怒りっぽさ、落ちこみやすさが出る

なにごともマイナス思考に。自分が成長できるイメージをもてない

性格に変化　悪化

人生に絶望する。人間不信になって、家族や友人も警戒する

非難に反発して、こだわりが強化。気難しいと評判に

落ちこみがさらに激しくなり、抑うつ状態に。仕事が手につかなくなる

心因性の症状　悪化

ストレスからくる体調不良。頭痛や耳鳴りがやまず、活動意欲を失う

不眠症が続き、生活リズムが大きく崩れる。ひきこもりになる人も

こころに傷が残ってしまう人も

アスペルガー症候群を含む自閉症スペクトラム障害の人は、嫌な記憶がこころに固着しやすいという特徴があります。

つらかった瞬間がこころに刻まれ、後日、急に思い出して苦しみます。フラッシュバックとよばれる現象です。その苦しみをさけるためにも、二次障害を防ぐことが大切です。

うつ病や強迫性障害を発症することも

二次障害による心身の変化が、極度に強くなると、それが精神疾患となっていく場合があります。深刻な状態で、治療が必要です。

自己不全感からこころの病気を発症

アスペルガー症候群の人は、つねに生きにくさを感じています。自分の力だけでは直せない行動様式をもっているからです。

その自己不全感は、放っておくと悪化します。会話や作業の仕方などで特性を調整すれば、自信が育まれ、不全感もやわらぎます。

調整ができずに、自分に情けなさを感じる日々が続くと、こころの負担が積み重なり、精神疾患症状となって出てきます。

症状が現れたら、できるだけ早く受診しましょう。放置すると、その症状が発達障害によくない影響を与え、悪循環に陥ります。

かたよりが強くなって病気に

生来の特性を、暮らしにうまく適応させていくことができないと、問題が悪化していきます。周囲の人の反発を招いたり、失敗が続くことに傷ついたりして、特性によるかたよりがどんどん強くなります。

もともとの特性

こだわりによる行動や会話のすれ違いは、もともとあるもの。支援を受けられないと、解消できず、むしろ強化されていく

ストレスや人間関係の軋轢《あつれき》がきっかけとなり、精神疾患を発症する

深く落ちこみ、ストレス過多でうつ病に

くせやこだわりが強くなり、病的な行動に

周囲の人とのすれ違いで、妄想的に

治療が必要になってくる

行動のかたよりが極端に強くなり、日常生活に支障をきたすようになってくると、精神疾患を発症したと診断される場合があります。発達障害とは別に、治療を受ける必要があります。

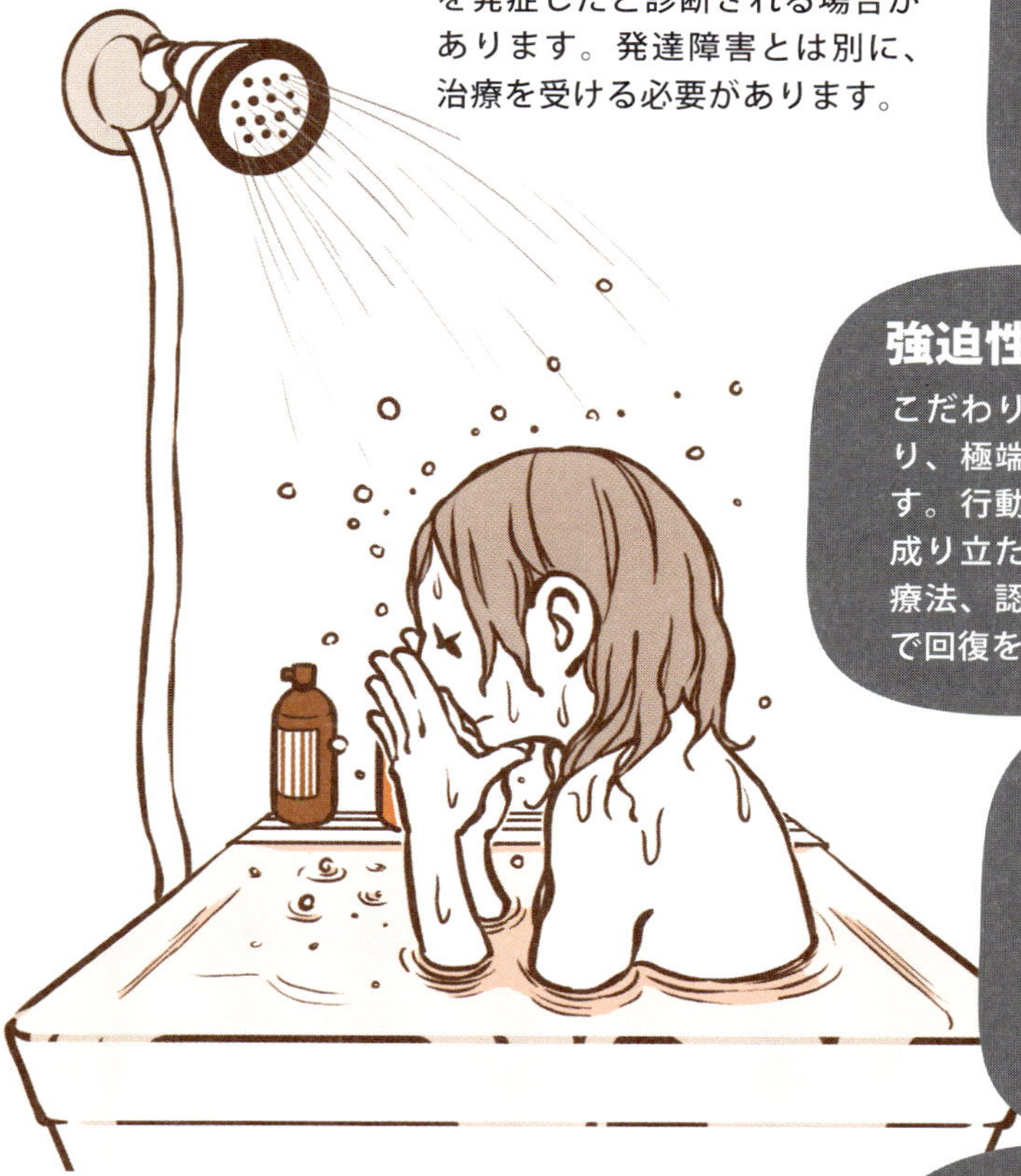

潔癖性になり、毎日5時間以上は入浴しないと気が済まなくなる人も

悪化

うつ病

仕事にも趣味にも気力がわかない状態。脳機能に乱れが出ていて、自分の力だけでは治せない。薬物療法、精神療法などで改善させていく

強迫性障害

こだわりが強迫観念となり、極端な行動を繰り返す。行動が過激で生活が成り立たなくなる。薬物療法、認知行動療法などで回復をはかる

統合失調症

妄想や幻聴に悩まされ、適切な判断ができない。脳機能の乱れがある。問題行動になりやすく、早期受診が望まれる。薬物療法などで治療する

そのほかの病気

ストレスから過食を繰り返して摂食障害になる人や、不眠症が激しく睡眠障害と診断される人もいる。頭痛・腹痛など心身症は多くの人で併発する

どのように対処すべきか

専門医を受診

精神疾患にいたった場合、気のもちようでは改善できません。精神科を受診して、医学的な治療を受けてください。

自暴自棄になり、ひきこもり状態に

アスペルガー症候群では幸せな人生は歩めないと思いこみ、自暴自棄になってしまう人がいます。大きな誤解であり、周囲の人の助けが必要です。

なにも信じられなくなる

なにを言っても理解されず、アドバイスを受けてもうまく生きられない。そのような毎日が続くと、自分も友人も勤務先も、社会全体のなにもかもが信じられないという心理状態に陥っていきます。

自分への不信

自分でも努力をして、周囲の声にも耳をかたむけているのに、失敗や暴言が減らず、自分が嫌になっていく

家族・友人への不信

家族や友人と親密な関係が築けず、距離をおかれるようになると、信頼感を抱けなくなっていく

社会への不信

アスペルガー症候群への支援を欠く社会に対して、不信感をつのらせる。将来もずっとつらいと考える

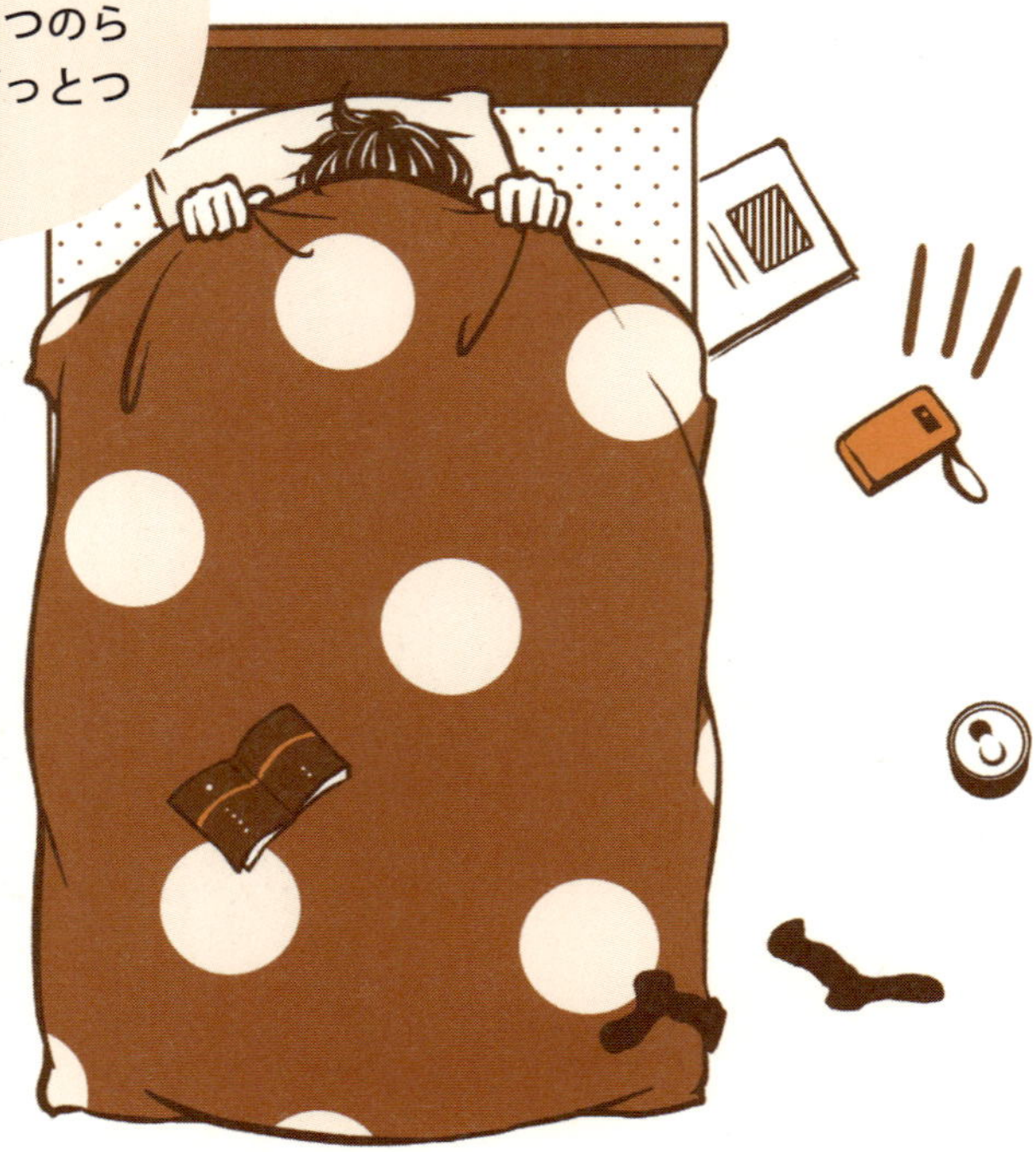

無断欠勤して、昼まで眠っている。勤務先からの連絡も無視してしまう

なにをしてもダメだと自己を否定する

アスペルガー症候群の人は、自分の優れた能力になかなか気づきません。よい面をみようとせず、弱点を気に病む傾向があります。

本人は、特性による問題行動を気にして、自分はなにをしてもダメな人間だと悲観しがちです。周囲の人が、その考え方を変えていかなければいけません。

すべて投げ出してひきこもり状態に

周囲からサポートを得られず、なにも信じられなくなった人は、幸せなこともすべて投げ出して、ひきこもり状態になりがちです。

アスペルガー症候群の人が家にこもっていたら、それは信頼感や安心感が不足しているのだと考えてください。理解者が現れ、安心できる人間関係が築ければ、ひきこもりは解消していくはずです。

生きる意欲がなくなっていく

どこにも希望が見出せず、人生に対して悲観的になっていきます。ひきこもりは時間経過とともに悪化していく問題なので、早期に周囲の人が対応する必要があります。

自傷行為をする。リストカットや過食、暴力事件などをして、周囲に心配をかける

ひきこもりや不登校に。人間関係を完全に拒絶して、先々のことを考えなくなっていく

悪化

どのように対処すべきか

他者とのつながりを保つ

孤立しないことがなにより大切です。会ったり話したりするのが難しければ、メールでもかまいません

「ひきこもり」とは

ひきこもりは病名ではなく、状態をさす言葉です。厚生労働省の定義では、六ヵ月以上家にこもり、会社や学校に行かず、家族以外の人と親密な関係を保てずにいる状態を「ひきこもり」としています。ほかにも、研究者によっては、年齢区分をつけたり、こもる目的を限定したりした定義もあります。

どう考えるべきか

二次障害は対応次第で防げること

二次障害はどれも深刻な問題ですが、本人と周囲の人が、理解しあえるように意識を変えれば、すべて解消できる問題でもあります。

実際にアメリカでは防がれている

自閉症療育のさかんなアメリカ・ノースカロライナ州では、療育プログラム「ＴＥＡＣＣＨ《ティーチ》」を受けた自閉症者に、非行やひきこもりなどの二次障害を起こした人はひとりもいないといいます。

適切な理解に基づく対応がなされれば、二次障害を予防することができるということです。

また、不幸にしてひきこもり状態になったり、精神疾患を発症したりしても、周囲の人の理解が得られれば、状態の改善は望めるということでもあります。どのような状態にあっても、あきらめずに理解をすることが大切なのです。

考え方　理解があれば生活できる

二次障害になり、生活に支障が出るのは、周囲の誰もが無理解な場合です。正しく理解してくれる人がいれば、なにも問題なく生活できるのです。

理解

正当な理解がなされ、長所を評価されることによる自信

自分の言動を受け止めてくれる人がいるという安心感

気持ちの通じあう相手がいる喜び。共感を抱ける

POINT

正しい理解でなければならない

たとえ理解をしようとしても、それがアスペルガーに関する一面的な情報に基づく押しつけであっては、本人の安心感にはつながりません。個別の事例として、正しく理解してくれる人が必要です。

行動にうつす　周囲に正しく説明する

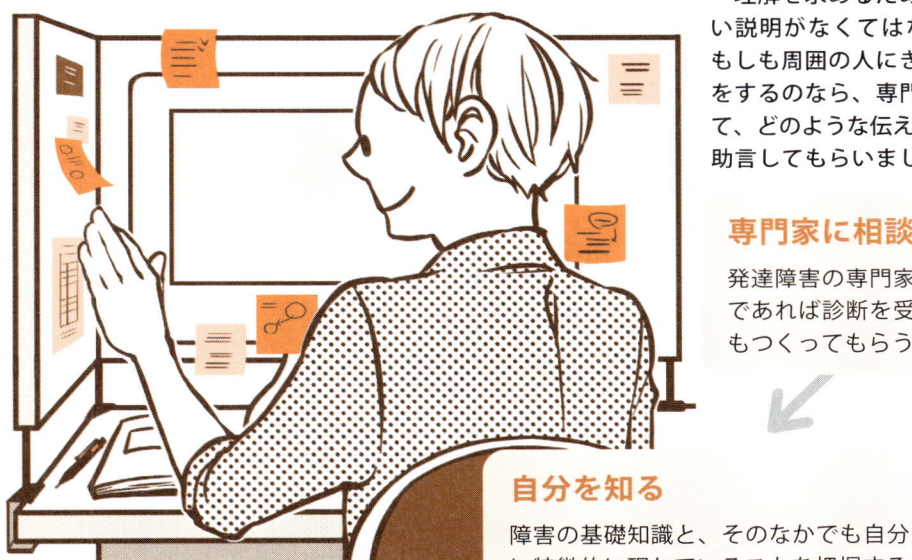

理解を求めるためには、正しい説明がなくてはなりません。もしも周囲の人にきちんと告知をするのなら、専門家に相談して、どのような伝え方がよいか、助言してもらいましょう。

専門家に相談

発達障害の専門家に相談。必要であれば診断を受け、書類などもつくってもらう

自分を知る

障害の基礎知識と、そのなかでも自分に特徴的に現れていることを把握する

メモをみながら作業すれば仕事がうまくいくということを自覚する。生活が安定してくる

行動や症状に気になる点がある

治療を検討

自分の努力や周囲への説明だけで改善できそうにないことについては、専門機関での治療を考える

周囲に説明

行動様式とその背景、適切な対応を、具体的に説明する。診断書なども利用する

生活を変える

相互理解に基づき、家庭での暮らし方や職場環境を変えていく。暮らしやすさ、理解しやすさを重視する

POINT

説明はできる範囲でかまわない

説明の目的は、周囲の誤解を解消すること。診断名や特性を伝えなくても、苦手な作業を知らせて改善できるなら、それでもよいでしょう。

column

家族に頼みたいこと

障害にいっしょにとりくんでいく

アスペルガー症候群による困難は、本人だけでなく、家族や友人、同僚など関係者全員でとりくむべき課題です。理解者が増えれば、生活は落ち着きます。

家族が受け入れれば本人は救われる

アスペルガー症候群の人にとって、家族はもっとも身近な理解者でいてほしい存在です。その家族に障害を否定され、甘えだと非難されたとしたら、どれだけつらいことでしょうか。

家族が障害を理解し、受け入れることは、アスペルガーの人のこころの安定にとって、重要な意味をもっています。

この障害は、生まれもった特性です。家族のしつけにも、本人の生き方にも、問題はないのです。責めあうことなく、おだやかに暮らしていってください。

家族にできる支援

理解

- アスペルガー症候群とはなにか、正しく理解する
- こころの病気になるのは、理解と支援が不足したとき
- しつけが原因ではないので、責任を感じなくてよい

↓ 障害を否定しないで、正面からとりくんでいく

支援

- 視覚的な手がかりを提示して、わかりやすい環境をつくる
- 本人だけでは不安なことには、最初はつきそう。じょじょに本人に任せる
- なんでも相談してもよいと伝える。特殊な悩みでも、否定しない
- 障害を受容する。過大評価も過小評価もせず、正しく理解する

5 支援を受けると、生活が安定する

アスペルガー症候群の人が
困難に直面するのは、本人にも、
まわりの人にも、理解が足りないときです。
障害の特性を正しく理解して、
適切な支援を受ければ、
トラブルは確実に減っていき、やがてなくなります。
支援次第で、安定した生活を送ることができるのです。

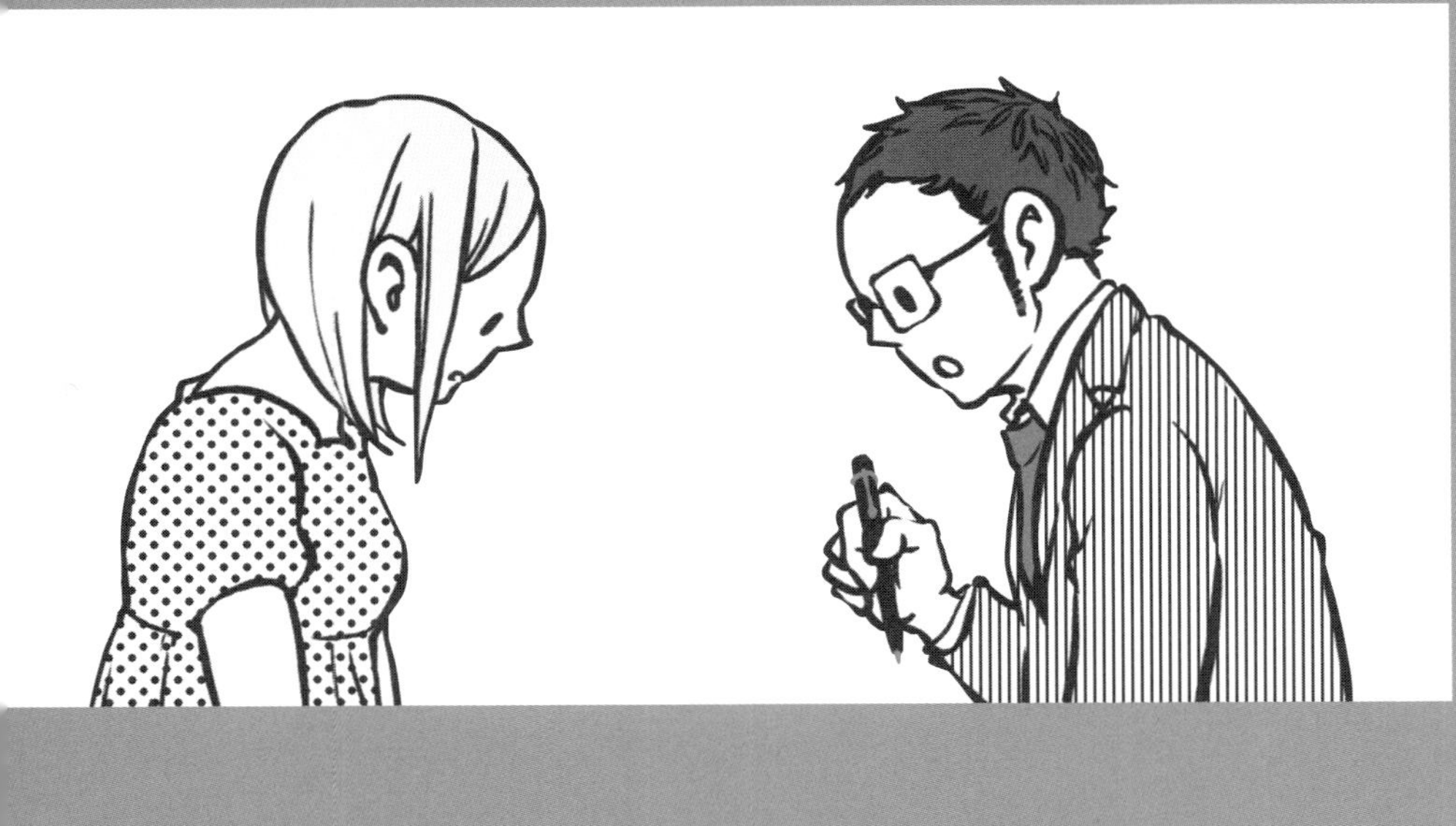

アスペルガー症候群を理解してもらう

アスペルガー症候群によるトラブルや困難は、周囲の人から支援を受けることで軽減します。ただし、正しい理解に基づく支援でなければいけません。

理解者が増えるほど安定する

アスペルガー症候群は、本来であれば社会全体で支援するべき問題です。現実には社会からの支援を受けるのはまだ難しいのですが、できるだけ多くの人に理解してもらいましょう。

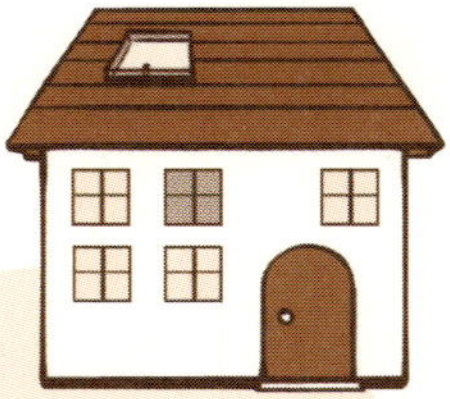

家族

もっとも身近で、もっとも頼りになる理解者。家族を中心に、支援の輪を広げていく

医療関係者

家族や友人、同僚などに正しい情報を伝えるためには、専門家に正しく診断してもらう必要がある

支援者

医師のほかに、臨床心理士や保育士などからも支援を受ける

本人

大人になってから障害に気づいた人は、支援を受けるのを恥ずかしがることがある。プライドにも理解が必要

職場の関係者

職場に本当の意味で適応するためには、同僚の理解も必要不可欠。得意分野や苦手分野を知ってもらう

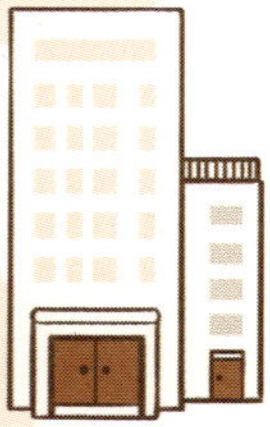

友人・知人

仲良しの友人に特性を打ち明けることは、こころの安定に大きく役立つ

教育関係者

学生の場合は、担任教師や校長などに理解を求めることもある。学校でのトラブルを減らす

理解してもらわないと支援がはじまらない

アスペルガー症候群の人には生活、学習、就労など、さまざまな面での支援が必要です。

社会性に乏しい彼らには、周囲の様子をみて、自分の力で学ぶことが難しいからです。学習法や就労の手続きなどが、意外なほどに身についていない人もいます。

彼らは支えを得ることで、自分に不足していることを知り、社会に適応しやすくなっていくのです。

支援はじょじょに減らしてもらう

支援は特性の程度にあわせて、適度におこなわれるべきです。あまり過剰な支援は、本人の自立の妨げとなりかねません。

自分の直面している困難にあった支援を受け、少しずつ成長しながら、社会に適応していくというのが、適切な姿勢です。

どこまで理解してもらうか

理解してもらうといっても、偏見のある相手には障害のことを告げづらい現実があります。告知の程度は、人間関係によって決めましょう。職場でしか会わない人であれば、トラブル対策を伝えるだけでも十分な場合があります。

トラブル対策

現実に問題になっていることに対して、対処法を提示する。問題の背景に障害があることにはふれない

行動様式や考え方

独特の行動や考え方をしていることに理解を求める。お互いに歩みよれるように話しあいの機会をもつ

診断名と特性

アスペルガー症候群であることをはっきりと伝える。特性についても、正しい理解をうながす

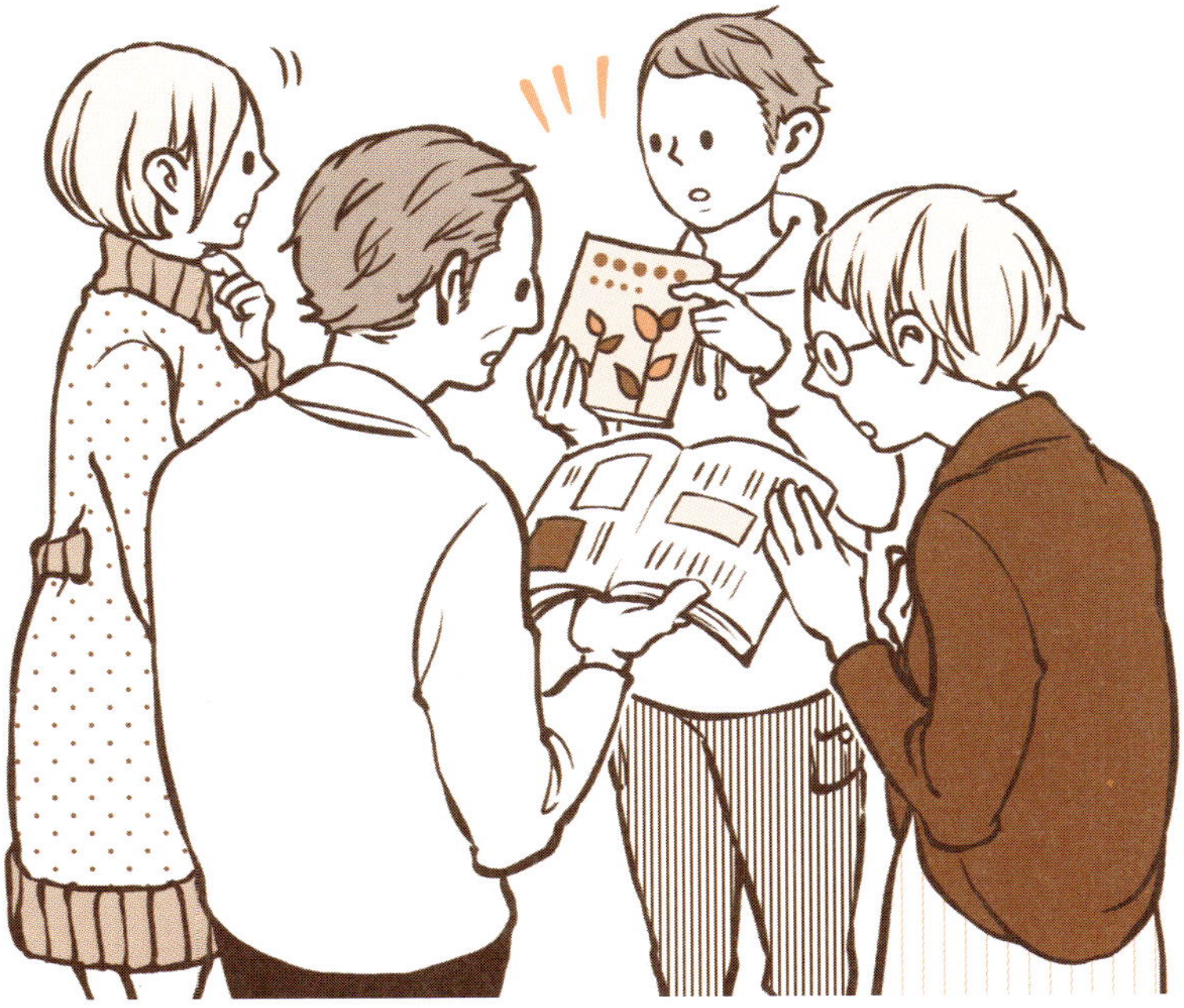

医療機関や療育機関などで配布されている冊子を使うと、説明しやすい

療育手帳や福祉手帳は取得できるのか

日本では、目や手足が不自由な人については、主に経済面を支援する手帳制度が設けられています。発達障害にはどのような制度があるのでしょうか。

どのような手帳があるか

ここで挙げる3つの手帳は、いずれも発達障害のためにつくられた制度ではありません。日本には発達障害支援の手帳がなく、代わりの手帳をもつ人が多いのです。

療育手帳

知的障害がある人のための手帳。知的な遅れのない発達障害者は取得しにくい

主な対象

知的障害／自閉症　など

精神障害者保健福祉手帳

精神障害にかかっている人のための手帳。各種の経済的支援が受けられる。こころの病気の診断が下ると取得できる

主な対象

うつ病／統合失調症　など

身体障害者手帳

身体的な障害がある人のための手帳。アスペルガー症候群の人にはあまり関係がない

主な対象

肢体不自由　など

※手帳の呼称は地域によって異なる。東京都では療育手帳を「愛の手帳」としている。あらかじめ居住地域の呼称を調べておくとよい

発達障害のための手帳制度はない

アスペルガー症候群の人の多くが、社会からの支援が少ないことに悩まされています。

発達障害者は就労するのが難しく、安定した収入を得ることがなかなかできません。それにもかかわらず、医療費や生活費、納税などの一部免除が認められる手帳制度は利用できません。

困難はあるのに、支援は受けられないという状態です。発達障害のための制度の設立が遅れていて、非常に矛盾した境遇におかれているのです。この矛盾を解消するために、発達障害専門の支援制度の充実が望まれています。

アスペルガー症候群では取得できない

日本には発達障害のための手帳制度がないため、アスペルガー症候群の診断だけでは、手帳の取得はできません。ほかにも困っていることがある場合に、はじめて手帳が交付されます。

アスペルガー症候群の診断

発達障害にくわしい医師のもとで、面談や知能検査などによって診断を受ける

知的障害がある

療育手帳

顔写真、申請書などを地域の役所や福祉事務所などに提出。その後、児童相談所などで知的障害の判定を受けると交付される

精神障害を発症

精神障害者保健福祉手帳

顔写真、診断書、申請書などを地域の役所などに提出。精神保健福祉センターなどの審査をへて、交付される

アスペルガー症候群だけでは、手帳はとれない

手続きはさほど難しくない。必要書類をそろえて役所の窓口に提出するだけ

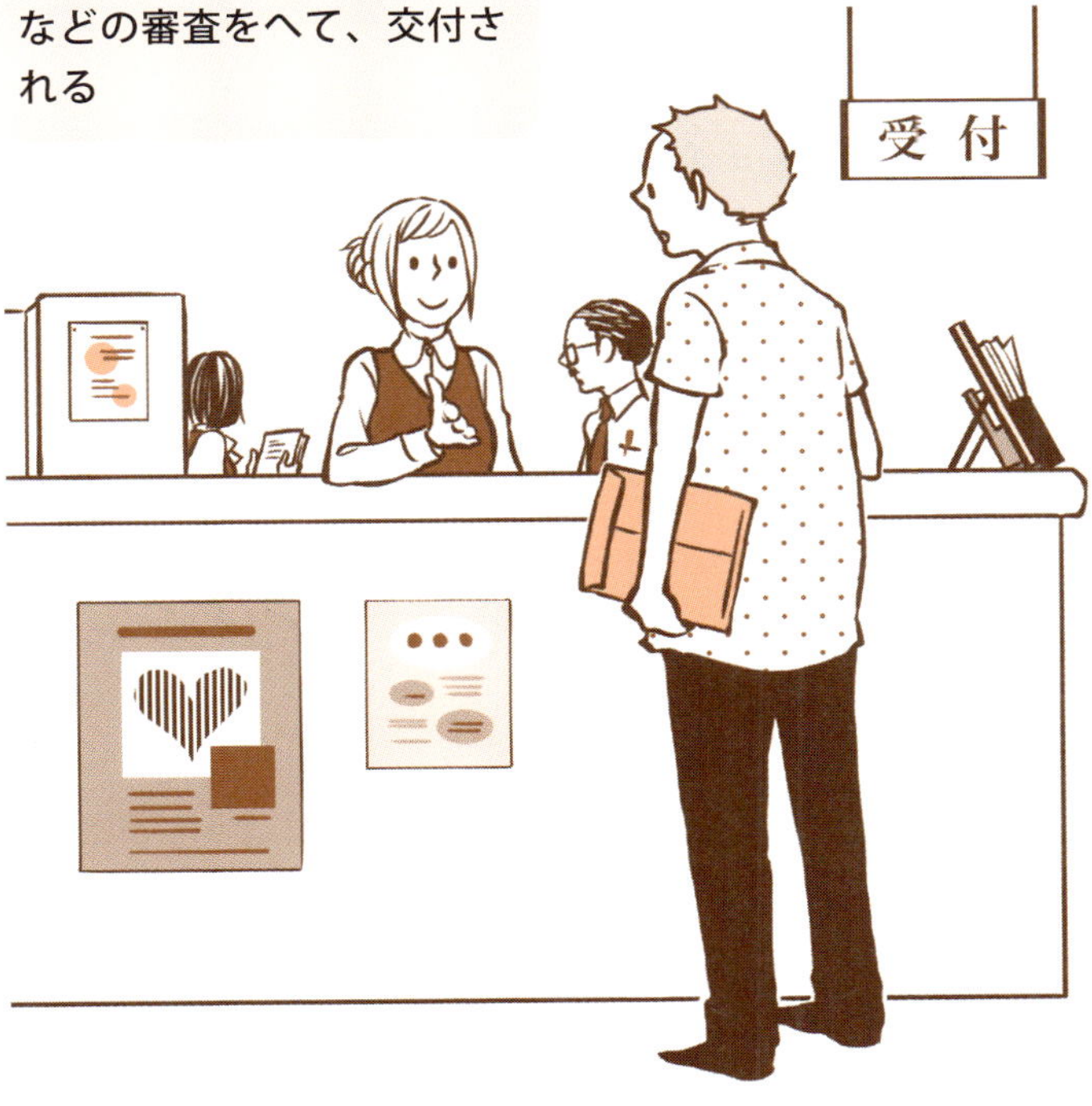

いずれも代替案であり、十分な支援は受けられない

発達障害支援の手帳が強く望まれている。現状では別の手帳に頼るしか手段がなく、制度に大きな矛盾がある

支援センターを利用して適職をみつける

アスペルガーの特性を抱えながら、ひとりで社会に出るのは、簡単なことではありません。各種の支援センターで、社会適応のポイントを学びましょう。

利用できる主な機関

アスペルガー症候群の人が就労のときに利用できる公共機関は、主に3つです。発達障害専門の機関だけでなく、一般就労の支援機関にも、役立つ情報があります。

障害者職業センター

知的障害者や精神障害者などの就労を支援する機関。相談窓口を開設。発達障害の専門機関ではない

- 就労についての相談
- 就労のための実習・訓練
- 人材募集中の企業の紹介

発達障害者支援センター

発達障害者の生活全般を支援する機関。就労専門ではなく、どんなことでも相談できる

- 発達障害全般の相談
- 発達障害の就労相談

若者サポートステーション

不登校・ひきこもりなどに悩む若者のための支援機関。発達障害の専門機関ではない

- 就労についての相談
- ひきこもりについての相談

そのほかにも療育センターや保健所、児童相談所などに相談窓口がある

センターの名称は地域によって異なる。役所の保健や福祉の担当課、児童相談所などにたずねるのもよい

注意点

- 地域差がある
- 予約待ちの期間が長い場合も
- 一般の機関には発達障害にくわしくない人もいる

すぐに連絡をとれる

この3機関はいずれも全国規模で展開されている。各都道府県（一部地域をのぞく）に支部が設立されているため、身近な機関にすぐに直接、連絡をとれる

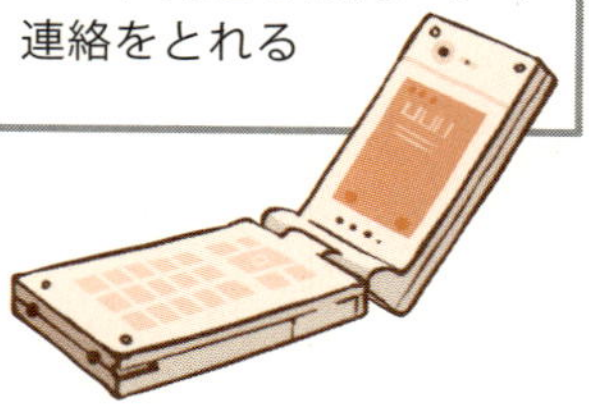

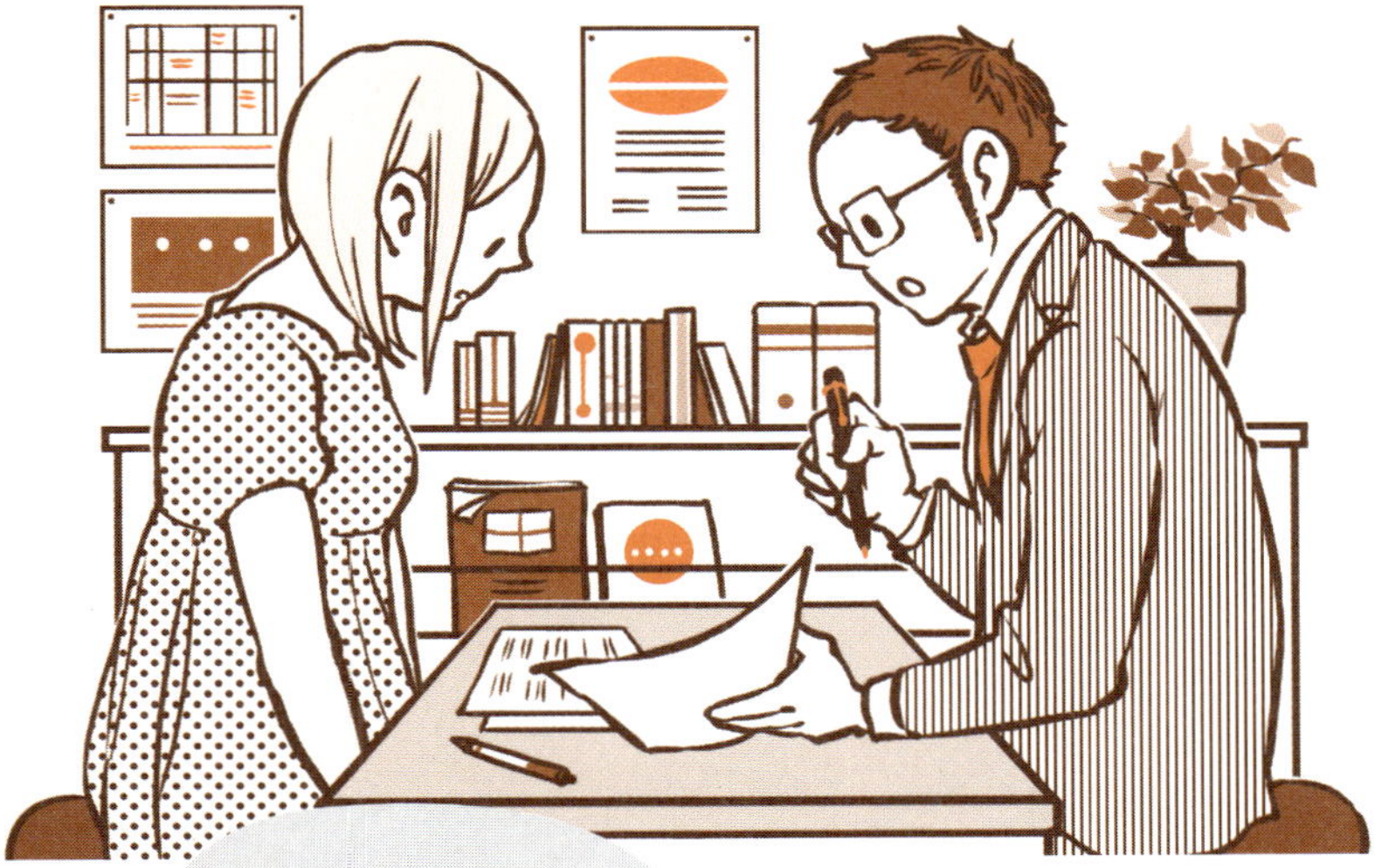

自分のするべきことがわかる

アスペルガーの人は、自分がなにをわかっていないかということを、理解していない場合があります。支援機関でアドバイスを受けると、その点が明確になります。

履歴書を添削してもらう。社会常識を教わって、就労に備える

書類のつくり方

履歴書やビジネス文書のつくり方を学ぶ。事実をなにもかも書かなくてもよいと理解する

話の仕方

失礼になる話し方を具体的に学ぶ。あいさつや敬語など、社会常識を一から教わる

自己評価

自分の得意・不得意を客観的に理解する。それにともない、就労の目標を設定する

勤務態度

問題になりやすい態度を知っておく。とくに過去にトラブルを起こした人に必要

制度の利用

障害者向けの募集、ジョブコーチ派遣など、自分にあった制度を理解し、利用する

機関によって受けられる支援は異なる

自尊心の維持にもつながっていく

なにも知らないまま手探りで就労を目指し、失敗を繰り返すのは、よいことではありません。その間に劣等感がつのっていきます。

やみくもに活動するのはやめ、支援機関を利用して、自分の苦手なことを理解しましょう。問題点を具体的に洗い出すと、対策がはっきりとしてきます。

苦手なことがわかると、得意なこともわかり、さらに目標も立てられるようになっていきます。

具体的な指示を受けて、社会常識が身につけば、じょじょに自尊心も高まっていきます。

「ジョブコーチ」を派遣してもらう

アスペルガー症候群であることを告知したうえで就労が決まった場合には、勤務先にジョブコーチを派遣してもらうとよいでしょう。早く適応できます。

コーチをつけるのは難しいことではない

ジョブコーチがつくと、自分はコーチなしでは働けない人間なのだと考え、傷つく人がいます。プライドの問題があるのです。

確かに、ひとりで働ければそれでもかまいません。しかし、やはり特性を抱えたまま手探りで仕事をするのは、よいことではありません。失敗した場合、勤務先も自分もダメージを受けます。

将来の失敗を未然に防ぐためにも、ジョブコーチの協力を仰ぐべきです。最近では、企業にコーチを派遣する機関も増えており、協力を求めるのは、それほど難しいことではなくなっています。

ジョブコーチとは

アスペルガーの人は、自分の力だけで職場に適応することがなかなかできません。そこで、ジョブコーチの助けを借り、苦手なところを補ってもらうのです。

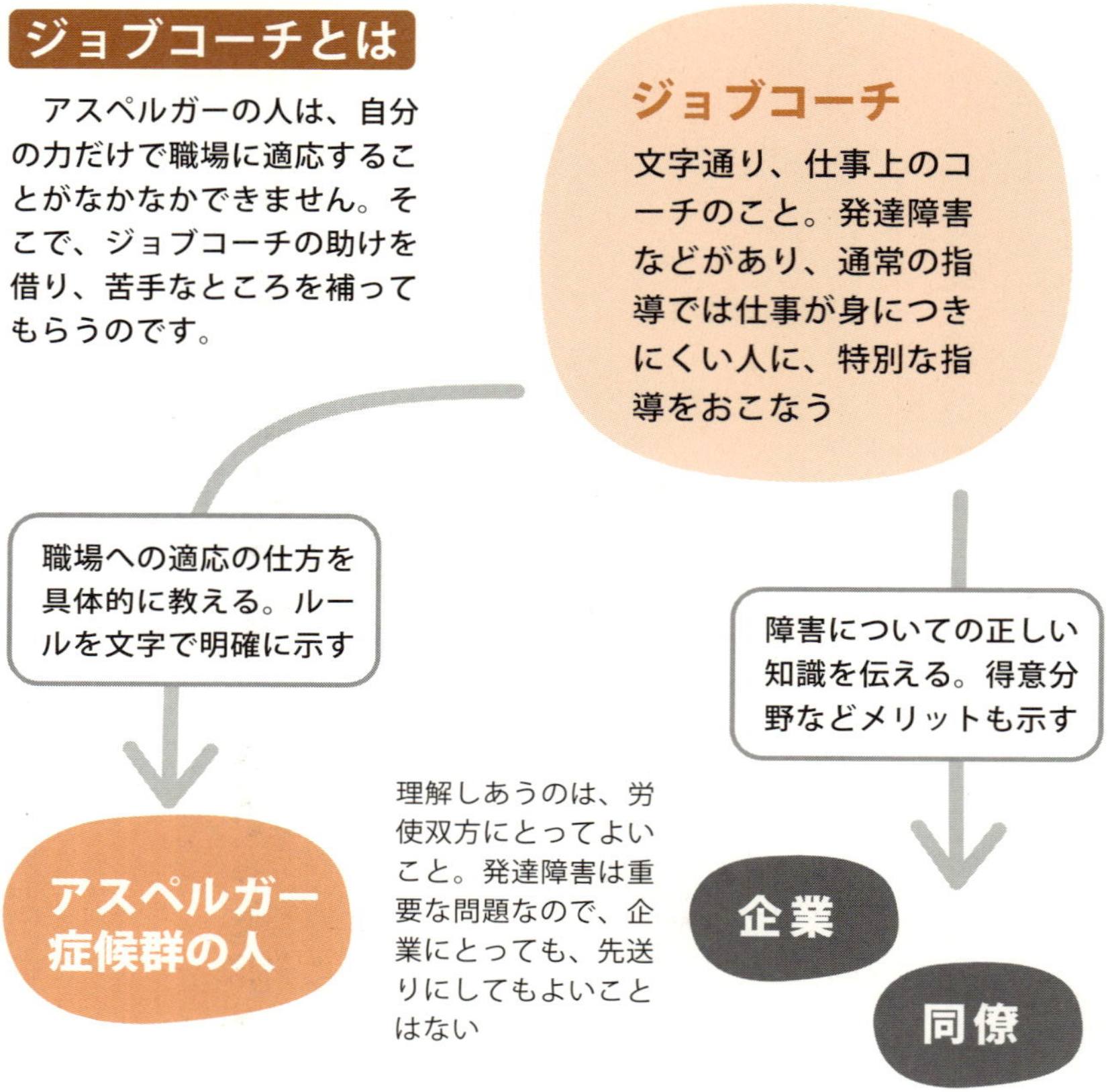
ジョブコーチ
文字通り、仕事上のコーチのこと。発達障害などがあり、通常の指導では仕事が身につきにくい人に、特別な指導をおこなう
職場への適応の仕方を具体的に教える。ルールを文字で明確に示す
障害についての正しい知識を伝える。得意分野などメリットも示す
アスペルガー症候群の人
企業
同僚
理解しあうのは、労使双方にとってよいこと。発達障害は重要な問題なので、企業にとっても、先送りにしてもよいことはない

誰に頼めばよいか

ジョブコーチの依頼は、さまざまな機関を通じておこなうことができます。ハローワークや福祉事務所などの一般の機関でも受けつけているところがありますし、勤務先に直接依頼することも可能です。

家族

本人

ハローワーク

地域によるが、就労時にジョブコーチが派遣されるように支援をおこなっているところがある

勤務先から関連機関に依頼

勤務先の担当者

勤務先の同僚がコーチ役に

福祉機関

福祉事務所や地域の役所の福祉課など。派遣の依頼のほか、相談にものってもらえる

障害者職業センター

障害に応じたコーチの紹介を受けられる。センターにコーチが配属されている場合もある

センターから直接派遣される

本人、勤務先の上司、ジョブコーチの3人で話しあい。よい面をいかす働き方を検討する

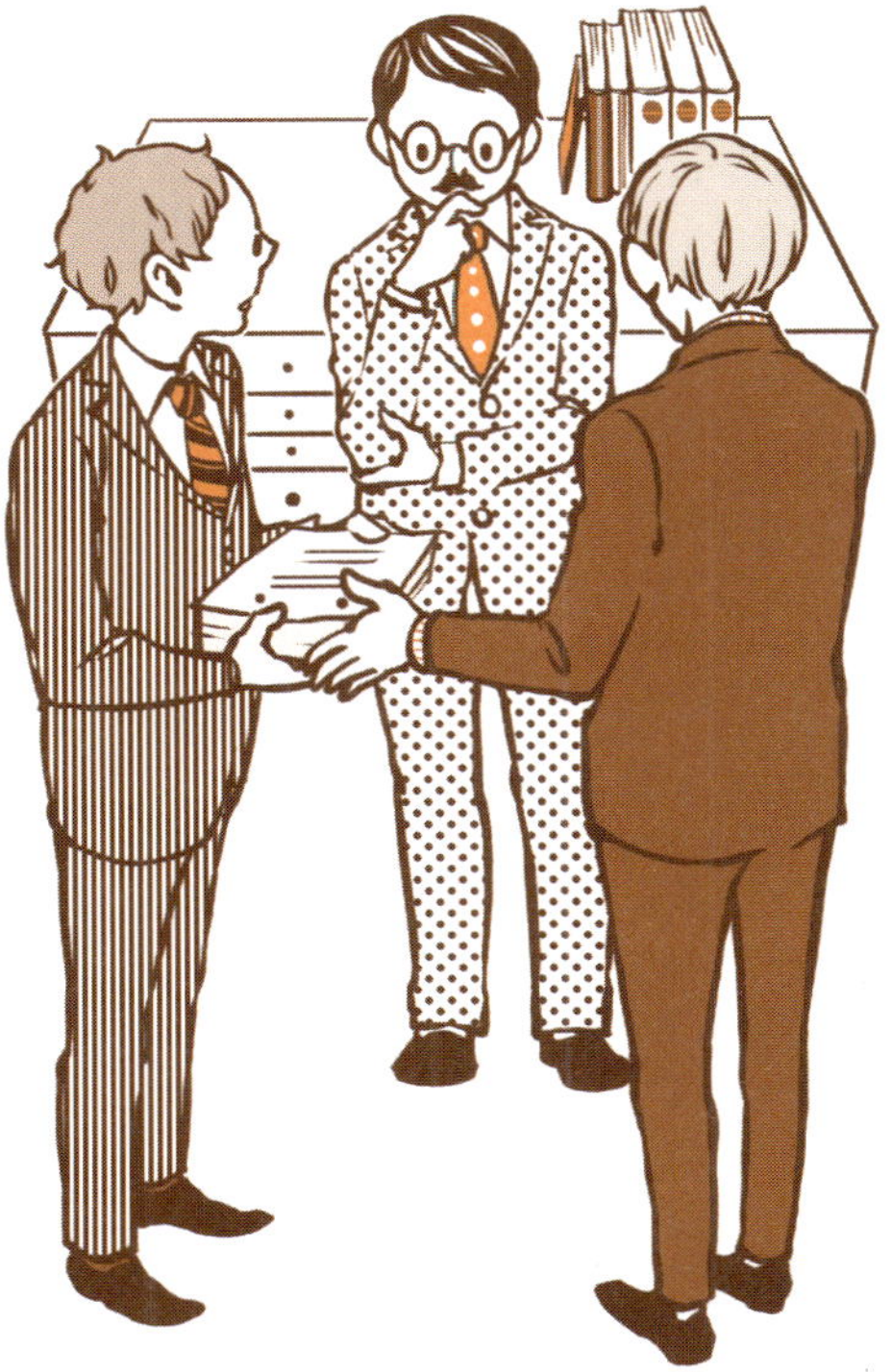

ジョブコーチ導入

各種機関からコーチが派遣される。勤務先の状況にあわせて、コーチを中心に打ちあわせを

支援機関から派遣されてくる

発達支援機関

発達障害の支援機関がジョブコーチの情報をもっていることがある。その関連で派遣される場合も

就労支援機関

関連機関や勤務先から依頼を受けて、ジョブコーチを派遣する機関がある

職業能力の判定を受けて、自分を知る

自分に適した仕事がなかなかみつからないという場合は、職業能力を判定してもらうのも、ひとつの方法です。さまざまな検査があります。

自己評価のずれを自覚するために

アスペルガー症候群の人の特徴のひとつに、自己評価のずれがあります。本人は得意だと思っている活動が、周囲には評価されていない場合があるのです。

アスペルガーの人は相互交流をもつことが苦手です。他人が自分とどう違っているか、自分は集団のなかのどのような位置づけにいるか、理解することがなかなかできません。そのため、自分の長所や短所がわからないのです。

評価を修正するためには、判定を受けることが有効です。評価が形になれば、それを理解することは難しくないからです。

さまざまな検査を参考に

仕事の適性や知的能力をはかる検査があります。発達障害専門の内容ではないものもありますが、ひとつの参考情報にはなります。

職業適性検査

一般向けの検査。適性のある職種がわかる。SPI検査、GATBなど。企業での面接でおこなわれるほかに、就労支援の機関でも受けられる

知的能力検査

知的発達の程度を調べる検査。田中ビネー知能検査など。障害の診断にも用いられる。医療機関などで受けられる

面接・相談

就労支援の担当者や、カウンセラーなどとの面接を通じて、自己評価を修正する人もいる

発達検査

発達のかたよりを調べる検査。WISC-Ⅲ、K-ABCなど。おもに発達障害の詳細をみる。医療機関などで受けられる

検査を受けることは、自分だけで決めないで、主治医や専門家と相談しながら検討する

■監修者プロフィール

佐々木正美（ささき・まさみ）

1935年、群馬県生まれ。川崎医療福祉大学特任教授、ノースカロライナ大学医学部精神科非常勤教授。新潟大学医学部を卒業後、ブリティッシュ・コロンビア大学、小児療育相談センターなどをへて、現職。専門は児童青年精神医学。監修書に『健康ライブラリーイラスト版　アスペルガー症候群のすべてがわかる本』（講談社）など。

梅永雄二（うめなが・ゆうじ）

1955年、福岡県生まれ。宇都宮大学教育学部特別支援教育専攻教授、教育学博士、臨床心理士。慶応大学文学部を卒業後、筑波大学、障害者総合職業センターなどをへて、現職。専門は発達障害者の就労支援。編著書に『青年期自閉症へのサポート』（岩崎学術出版社）など。

● **編集協力**
オフィス201

● **カバーデザイン**
小林はるひ
（スプリング・スプリング）

● **カバーイラスト**
山本正明

● **本文デザイン**
南雲デザイン

● **本文イラスト**
橋本千鶴

こころライブラリー　イラスト版

大人《おとな》のアスペルガー症《しょう》候《こう》群《ぐん》

2008年8月29日　第1刷発行
2009年5月　8日　第5刷発行

監修	佐々木正美（ささき・まさみ） 梅永雄二（うめなが・ゆうじ）
発行者	鈴木　哲
発行所	株式会社 講談社 東京都文京区音羽 2-12-21 郵便番号　112-8001 電話番号　出版部　03-5395-3560 販売部　03-5395-3625 業務部　03-5395-3615
印刷所	凸版印刷株式会社
製本所	株式会社若林製本工場

N.D.C.493　98p　21cm

ISBN978-4-06-278956-1

■参考文献

『アスペルガー症候群－高機能自閉症－』
佐々木正美著（子育て協会）

『佐々木ノートNO.28高機能自閉症』
佐々木正美著（子育て協会）

『自閉症児のためのTEACCHハンドブック　改訂新版
自閉症療育ハンドブック』佐々木正美著（学習研究社）

『青年期自閉症へのサポート』佐々木正美監修（岩崎学術出版社）

『こんなサポートがあれば！―LD、ADHD、
アスペルガー症候群、高機能自閉症の人たち自身の声』『同2』
梅永雄二編著（エンパワメント研究所）

『アスペルガー症候群と高機能自閉症－青年期の社会性のために』
杉山登志郎編著（学習研究社）

『高機能自閉症・アスペルガー症候群入門
正しい理解と対応のために』
内山登紀夫／水野薫／吉田友子編（中央法規出版）

『高機能自閉症・アスペルガー症候群
「その子らしさ」を生かす子育て』吉田友子著（中央法規出版）